Leben LERNEN
Klett-Cotta

Zu diesem Buch

Kinder ohne Freunde sind nicht nur traurige, sondern auch gefährdete Kinder. Soziale Probleme treten bei fast allen Heranwachsenden mit Verhaltensauffälligkeiten, besonders auch dem weit verbreiteten Aufmerksamkeitsdefizit-Syndrom, AD(H)S, auf. Die innovativen Gruppenübungen der erfahrenen Autorin für 8- bis 13-jährige Kinder setzen an diesem neuralgischen Punkt an.

- Einführende Kapitel berichten über Modelle zur Entstehung sozialer Fertigkeiten und ihre spezifischen Störungsmuster.
- Im Zentrum stehen zahlreiche praxisorientierte Gruppenübungen mit konkreten Beispielen.
- Abschließend folgen praktische Hinweise zur erfolgreichen Durchführung von Gruppentherapie mit Kindern, das Programm TEAM wird vorgestellt.

Mit Download-Material: Arbeitsblätter zum Ausdrucken stehen zum sofortigen Einsatz zur Verfügung.

Die Reihe »Leben Lernen« stellt auf wissenschaftlicher Grundlage Ansätze und Erfahrungen moderner Psychotherapien und Beratungsformen vor; sie wendet sich an die Fachleute aus den helfenden Berufen, an psychologisch Interessierte und an alle nach Lösung ihrer Probleme Suchenden.

Alle Bücher aus der Reihe ›Leben Lernen‹ finden Sie unter
www.klett-cotta.de/lebenlernen

Marion Schmitman gen. Pothmann

Kinder brauchen Freunde – Förderung sozialer Fertigkeiten

Gruppentherapie für Kinder mit AD(H)S und anderen Verhaltensauffälligkeiten

Unter Mitarbeit von Tanja Feichter und Sara Kress

Klett-Cotta

Leben Lernen 229

Fachberatung: Dr. Bernd Hippler und Gudrun Görlitz

Die digitalen Zusatzmaterialien zu diesem Buch haben wir Ihnen zum Download auf www.klett-cotta.de bereitgestellt.
Geben Sie im Suchfeld auf unserer Homepage den folgenden Such-Code ein: OM89092

Klett-Cotta
www.klett-cotta.de

Printed in Germany
Umschlag: Klett-Cotta Design
unter Verwendung eines Fotos von © A. Boll
Gesetzt aus der Minion von Eberl & Koesel Studio, Kempten
Gedruckt und gebunden von Esser printSolutions GmbH, Bretten
ISBN 978-3-608-89092-1

Dritte Auflage, 2023

Bibliografische Information der Deutschen Nationalbibliothek
Die Deutsche Nationalbibliothek verzeichnet diese Publikation in der Deutschen Nationalbibliografie; detaillierte bibliografische Daten sind im Internet über <http://dnb.d-nb.de> abrufbar.

Inhalt

Einleitung

Kinder brauchen Freunde – Freunde und Freundinnen, mit denen sie spielen, toben, lachen, auf Bäume klettern, sich streiten und wieder vertragen können. Gesunde Freundschaften bieten den Kindern unermessliches Entwicklungspotenzial. In der Gemeinschaft finden sie Anerkennung, was den Selbstwert fördert, Spiele und Wettkämpfe fordern sie heraus, ihre Fähigkeiten und Fertigkeiten auszubauen. In Streit und Konflikten erwerben sie die Fähigkeit, ihre Position und Ansichten selbstsicher zu vertreten. In »Verhandlungen« und Diskussionen, beispielsweise über geplante Unternehmungen, lernen sie, die Meinung anderer zu berücksichtigen und sich in diese hineinzuversetzen. Es bieten sich unendlich viele Gelegenheiten, eigene Stärken und Schwächen zu erkennen und sich für andere, beispielsweise schwächere, Kinder einzusetzen – sehr viele wertvolle Entwicklungsschritte also, die Kinder ohne Erziehungsbemühungen oder pädagogische Unterstützung quasi wie von selbst beschreiten können.

Leider gelingt der Aufbau solcher förderlichen Freundschaften nicht immer! Diverse Gründe können dazu führen, dass Kinder sich nicht verstanden fühlen, immer wieder in Konflikte geraten, den Spott und Ärger anderer auf sich ziehen und sich sozial isoliert resigniert zurückziehen. »Unser Kind geht gar nicht mehr aus dem Haus, es wird nie eingeladen und wird immer blasser und trauriger« – sind dann verzweifelte Aussagen von Eltern, die erfolglos schon »alles« probiert haben, um ihre Kinder zu integrieren! Traurig ist es folglich mit anzusehen, wie fröhliche, spritzige Kinder immer mehr von ihrer Lebendigkeit verlieren und nicht mehr zeigen können, was in ihnen steckt. Scham und Schuldvorwürfe finden sich bei Eltern gleichermaßen wie bei ihren Kindern.

Auffällig häufig treten soziale Probleme bei Kindern mit AD(H)S und anderen Verhaltensauffälligkeiten auf. Neben den Kernsymptomen, wie beispielsweise Probleme in der Konzentration oder Hyperaktivität, sind es in überragend vielen Fällen vor allem die sozialen Probleme, an denen diese Kinder besonders leiden. Viel zu häufig berichten sie traurig: »Mich mag ja eh keiner!«

Dieses in der Praxis vielfach bestätigte Phänomen der sozialen Defizite bei AD(H)S stellt sowohl Wissenschaftler als auch Menschen aus der Praxis vor große Herausforderungen. Wie lassen sich diese spezifischen Defizite theoretisch erklären? An welchen Punkten sollte Therapie ansetzen? Wie können konkrete Übungen aussehen, die den Kindern, in einem möglichst natürlichen Rahmen, dazu verhelfen, mit Spaß, Freude, eigener Motivation und Erfolg notwendige soziale Fertigkeiten zu erlernen? Wie sollten therapeutische Rahmenbedingungen gestaltet werden, damit auch Kinder mit AD(H)S von der Förderung profitieren?

Auf diese und andere Fragen wird in dem vorliegenden Buch eingegangen. Es soll eine Arbeitsgrundlage für all diejenigen darstellen, die in der glücklichen Lage sind, mit Kindern und Jugendlichen zu arbeiten. Seien es Kinder- und JugendlichenpsychotherapeutInnen, PsychologInnen, PsychiaterInnen, Sozial- und HeilpädagogInnen, LehrerInnen, ErzieherInnen oder Mitglieder anderer Berufsgruppen.

Das Buch beinhaltet drei Hauptteile mit unterschiedlichen Schwerpunkten und Zielsetzungen.

Im ersten Teil werden anhand von Fallbeispielen theoretische Grundlagen vermittelt, die dazu verhelfen sollen, eine wissenschaftlich gut fundierte Therapieplanung vorzunehmen. Therapieziele werden aus wissenschaftlich überprüften und international anerkannten Theorien zur Entstehung sozialer Fertigkeiten abgeleitet, sodass ein theoretisches Gerüst für die Therapie entsteht. Speziell eingegangen wird darüber hinaus auf die Besonderheiten der Entwicklung sozialer Fertigkeiten bei Kindern mit AD(H)S. Um pathologische Entwicklungsmuster zu erklären und spezifische Förderung einleiten zu können, wird im zweiten Kapitel zunächst in einige Grundlagen und derzeit aktuelle theoretische Erklärungsmodelle eingeführt. Das dritte Kapitel beinhaltet ein Modell, das die spezifischen Defizite von Kindern mit AD(H)S erklärt. Aus diesem Modell ergeben sich sehr praxisnahe Therapieziele und Vorgehensweisen, an denen sich die Förderung in dieser speziellen Zielgruppe orientieren kann.

Im zweiten (Haupt-)Teil werden ganz konkrete Gruppenübungen vorgestellt, die dazu verhelfen sollen, dass Kinder mit Begeisterung und Freude, ähnlich wie in guten Freundschaften, soziale Fertigkeiten erwerben. Alle Übungen sind so konzipiert, dass sie einerseits an dem Erfahrungshintergrund und den Bedürfnissen der Kinder ansetzen und andererseits in der therapeutischen Praxis einfach und ohne viel Aufwand durchgeführt werden können und somit gleichzeitig »Kinder- und TherapeutInnen-orientiert« sind.

Die Kinderorientierung zeigt sich dadurch, dass die Übungen fast alle in Spiele, Wettkämpfe oder Kreativaktionen »verpackt« sind, die einen hohen Anreiz- und Aufforderungscharakter haben, die Kinder bei ihrem Ehrgeiz packen, sie motivieren und ähnlich dem sind, was Kinder auch untereinander im Alltag unternehmen.

Die TherapeutInnenorientierung wird dadurch deutlich, dass sich beinahe alle Übungen auch in Momenten knapper zeitlicher und finanzieller Ressourcen effektiv und komplikationslos durchführen lassen. Es werden keine aufwendigen Materialien oder technische Geräte benötigt. Eine einfache Ausstattung an Stiften, weißen und bunten Papieren, Scheren, Klebstoffen und die Möglichkeit, Fotokopien zu erstellen, reichen aus, um 95 % der Übungen durchzuführen. Die Anleitungen sind so geschrieben, dass die Übungen nach kurzer Einarbeitungsphase ohne großen Vorbereitungsaufwand stattfinden können. Übersichten über Materialien und Arbeitsblätter sowie Vorschläge für wörtliche Instruktionen können die Vorbereitung erleichtern.

Die Übungen sind nach thematischen Schwerpunkten in 9 Kapitel aufgeteilt, wobei sich sowohl die Auswahl als auch die Reihenfolge aus den Theoriekapiteln ergeben. Jedes Kapitel beginnt mit einem Fallbeispiel, das die jeweilige Problematik und somit auch Therapieziele veranschaulicht. Vor der Beschreibung der einzelnen Übungen erfolgt eine Übersicht über die Übungen des jeweiligen Kapitels mit Angaben zu Zielen, Gruppengröße, Zielalter und ungefährer Dauer der einzelnen Übungen. Sie soll den jeweiligen Therapeuten und Therapeutinnen in die Lage versetzen, mit einem Blick speziell die Übungen auszuwählen, die für die eigene Gruppe passend sind. In jedem Kapitel wird auf Methodenvielfalt geachtet, sodass alle Therapieziele multimodal umgesetzt werden können. Zur einfacheren Planung sind die unterschiedlichen Methoden durch Symbole gekennzeichnet.

Die Darstellung der Übungen ist bewusst so gewählt, dass sie je nach Gruppenrahmen, Möglichkeiten und therapeutischer Orientierung sehr flexibel einsetzbar sind. Es können einzelne Interventionen ausgewählt werden, aber auch komplexe (beispielsweise verhaltenstherapeutische) Gruppenprogramme entstehen. Auf die Art und Weise, wie die Übungen in der Praxis verwendet und Gruppen geplant werden können, wird im dritten und letzten Teil des Buches eingegangen.

Im ersten Kapitel des dritten Teiles werden Fragen thematisiert, die für viele Therapeuten und Therapeutinnen bei der Planung und Gestaltung von Gruppentherapien vordringlich sind. Ein richtig gewählter Gruppenrahmen, gute Zusammenstellung der Gruppen, souveräner Umgang mit kritischen Situationen oder Ideen, die sowohl die Kinder als auch die Therapeuten motivieren, sind wichtige Aspekte, die dazu führen, dass die Gruppentherapie für alle Beteiligten zu einer »tollen« Erfahrung wird. Es wird somit sehr basales Handwerkszeug vermittelt, das ohne Anspruch auf Vollständigkeit Planungs- und Durchführungserleichterungen schaffen soll.

Im zweiten Kapitel des dritten Teiles wird dann beispielsweise ein komplett ausgearbeitetes 10-wöchiges Gruppentherapieprogramm für 8–13-jährige Kinder mit und ohne AD(H)S vorgestellt, das bereits seit vielen Jahren in unterschiedlichen Variationen in der Praxis (oder alternativ: verschiedenen Abteilungen der Klinik Hochried) erprobt, weiterentwickelt und dessen Wirksamkeit wissenschaftlich nachgewiesen wurde. In übersichtlichen Sitzungsbeschreibungen werden die Abläufe und Inhalte so dargestellt, dass die Therapie bei passender Indikation komplett übernommen werden kann.

Im letzten Kapitel werden darüber hinaus weitere Anregungen für Variationen oder Zusammenstellungen nach anderen Kriterien gegeben, sodass flexible und kreative Therapieplanung ermöglicht wird.

Lachende Welt

Alles um mich herum redet, lacht.
Nur ich blicke stumm an die Wand.
Warum mir all das keine Freude macht?
Ich sitze mitten drin und doch am Rand.
So viele Menschen und doch allein.
Mir ist, als hätt ich sie nie gekannt.
Es ist nicht gerecht, ich wollt nie so sein.
Hab mich in meiner eignen Welt verrannt.
Und wollte nichts wissen von dieser Welt.
Hab ihr oft den Rücken zugekehrt.
Und so mein eignes Urteil gefällt.
Mein alleine sein nur noch vermehrt.

Ronja Kleider, 8 Jahre

Teil A Theoretische Grundlagen

1. Wie gelingt soziales Miteinander?

Gute Freunde, ein stabiles soziales Netz oder eine Gemeinschaft, die auch durch Krisenzeiten trägt, sind Kennzeichen für gutes soziales Miteinander. Der Wunsch nach solch tragender Gemeinschaft verbindet nicht nur Kinder und Eltern, er zieht sich wie ein roter Faden durch die Lebenswege beinahe aller Menschen.

So eindeutig wünschenswert gelungenes Miteinander ist, so komplex und herausfordernd ist der Weg dahin. Viele Versuche, gute Freundschaften aufzubauen, führen nicht zum gewünschten und ersehnten Ziel.

Mit großem Interesse wird daher von verschiedensten Personengruppen die Frage nach einem gelingenden sozialen Miteinander gestellt und diskutiert. Kinder (und nicht nur diese) fragen sich, wie sie Freunde finden können. Eltern überlegen sich verzweifelt, wie sie ihrem Kind aus sozialer Isolation helfen können, Lehrerinnen und Lehrer, wie eine stabile Klassengemeinschaft entstehen kann. Politiker diskutieren, wie Jugendliche in die Gesellschaft integriert werden können. Noch lange könnte eine solche Liste fortgeführt werden. Sie zeigt, wie wichtig gesundes soziales Miteinander für jeden Einzelnen, aber auch für Familien oder Gruppen und letztendlich für die gesamte Gesellschaft ist.

Der wichtigste Schlüssel zur Beantwortung dieser Fragen liegt in gesunden sozialen Fertigkeiten. Ist ein Kind in der glücklichen Lage, über diese zu verfügen, so gelingt es in der Regel schon sehr früh, gute soziale Kontakte aufzubauen. Kinder finden Freunde, die mit ihnen durch »dick und dünn« gehen. Durch diese erfahren sie Bestätigung und Korrektur. In der Gemeinschaft fühlen sie sich gestärkt, lernen voneinander und entwickeln sich gemeinsam weiter. Gleichzeitig entstehen wohlwollende Beziehungen zu Erwachsenen, die Kinder erfahren Wertschätzung und Anerkennung. In dem Wissen, akzeptiert zu sein, wagen es die Kinder, sich Herausforderungen zu stellen, sie erhalten Feedback und Korrektur. Die Erfahrung, in der Gemeinschaft mit seinen Stärken und Schwächen nicht nur akzeptiert, sondern geliebt zu sein, ist guter Nährboden für die Entwicklung eines gesunden Selbstwertes. Kinder entdecken, was in ihnen steckt, und wachsen weit über sich hinaus.

In Anbetracht der vielen sozialen Konflikte klingen diese Ausführungen von gelungenem sozialen Miteinander beinahe wie eine Utopie! Aber es ist keine! Trotz der vielen Kinder und Jugendlichen (und auch Erwachsenen), bei denen Defizite im sozialen Miteinander im Vordergrund stehen, erlebe ich in der Arbeit mit Familien nicht wenige Kinder, die durch gesunde soziale Kontakte getragen sind. Dass hierin kaum zu ersetzende Ressourcen liegen, zeigt sich besonders, wenn diese Kinder in psychische Notsituationen geraten. Staunend kann man erleben, dass selbst schwere Schicksalsschläge, wie beispielsweise der Tod eines Elternteiles, mit dieser Ressource besser bewältigt werden.

Niebank und Petermann (2002) stellen soziale Fertigkeiten als Schutzfaktor vor psychosozialen Krisen oder psychischen Erkrankungen dar. Kinder mit gesunden sozialen Fertigkeiten werden nicht nur schneller wieder gesund, sondern auch seltener krank. Ihre Entwicklung verläuft in der Regel ungestörter. Studien zeigen beispielsweise, dass hingegen Jugendliche mit schwachen sozialen Fertigkeiten mit höherer Wahrscheinlichkeit drogenabhängig werden (Greene et al., 1999), von der Schule ausgeschlossen werden oder einen kriminellen Lebensweg einschlagen. Die Entwicklung und Aufrechterhaltung von psychischen Störungen im Kindes- und Jugendalter wird begünstigt (Petermann & Groen, 2006).

Kindern zu gesundem sozialen Miteinander zu verhelfen, stellt somit geradezu eine Pflicht für alle dar, die in der Verantwortung für Kinder und Jugendliche stehen. In der Förderung von sozialen Fertigkeiten liegt nicht nur die Chance, Kindern aus der Not der Einsamkeit zu helfen und somit auch deren Familien deutlich zu entlasten, sondern sie stellt auch eine sehr effektive Form dar, der Entwicklung psychischer Störungen entgegenzuwirken.

Dass die Vermittlung sozialer Fertigkeiten eine sehr zufriedenstellende und schöne Aufgabe ist, liegt sicherlich daran, dass die Kinder selber Freude daran haben, in diesem Bereich Fortschritte zu erzielen.

Oftmals sind recht schnell bereits kleine Veränderungen zu beobachten. Diese Erfahrung spiegelt sich in Studienergebnissen wider, die zeigen, dass beispielsweise durch soziale Kompetenztrainings deutliche Effekte erzielt werden können. Es wird allerdings auch deutlich, dass die Effekte sehr stark von der Art der Interventionen abhängen und nicht alle Therapieansätze gleichermaßen wirkungsvoll sind.

Damit die Förderung für die Kinder den gewünschten Erfolg bringt und es für die Therapeutin oder den Therapeuten tatsächlich eine befriedigende und schöne Aufgabe wird, ist eine gezielte und effektive Planung der Förderung notwendig. Um dies leisten zu können, ist detailliertes Wissen über die verschiedenen Aspekte sozialer Fertigkeiten und deren Entwicklung erforderlich, ebenso die Kenntnis von theoretischen Erklärungsansätzen. Das soll durch die folgenden Kapitel vermittelt werden.

1.1 Grundlagen: Soziale Fertigkeiten

Hinter dem Begriff *soziale Fertigkeiten* verbirgt sich ein breite Anzahl verschiedenster Verhaltensweisen, Fähigkeiten und Fertigkeiten, die zusammengefasst als soziale Kompetenz eines Menschen bezeichnet werden. Eine einheitliche Definition von sozialer Kompetenz und sozialen Fertigkeiten zu finden, ist ein hoffnungsloses Unterfangen, was sicher an der Vielseitigkeit dieser Konzepte liegt. Wie sieht sozial kompetentes Verhalten aus? Ein und dasselbe Verhalten eines Menschen kann in einer Situation äußerst sozial kompetent sein, während es in anderen Situationen völlig unangemessen erscheint. So ist es beispielsweise sozial kompetent, wenn ein Kind in einer Kirche mit leiser Stimme spricht. Geht es aber in der Schule darum, ein Referat zu halten, ist eine leise Stimme ein Anzeichen für mangelnde soziale Kompetenz.

Das vorliegende Verständnis von sozialer Kompetenz orientiert sich an Kanning (2002), der *sozial kompetentes Verhalten als Verhalten definiert, das in einer spezifischen Situation dazu beiträgt, die eigenen Ziele zu verwirklichen, wobei gleichzeitig die soziale Akzeptanz des Verhaltens gewahrt wird.*

Sozial kompetentes Verhalten beinhaltet also immer mindestens zwei Aspekte: eigenes und fremdes. Als sozial kompetent gilt ein Verhalten erst dann, wenn es einem Menschen gelingt, in ausgewogenem

Maße eigene Bedürfnisse und Ziele sowie die von seinen Mitmenschen bzw. der Umgebung zu berücksichtigen.

Unter sozialen Fertigkeiten werden all diejenigen Verhaltensweisen und Fähigkeiten zusammengefasst, die ein Kind benötigt, um sich sozial kompetent zu verhalten. Hierzu gehören die Fähigkeiten, sich und andere gut wahrzunehmen, eigene Gefühle zu steuern, Konflikte lösen zu können, mit anderen gut zu kommunizieren, sich pro-sozial zu verhalten und vieles mehr. Kanning (2003) durchsuchte Fachliteratur nach Beschreibungen von sozialen Fertigkeiten und fand ca. 100 verschiedene Aspekte.

Caldarella und Merrel (1997) fassten verschiedene Aspekte nach umfassender Sichtung der Literatur in fünf Dimensionen zusammen.

Fünf Dimensionen sozialer Fertigkeiten nach Caldarella & Merrel, 1997

1. Beziehungen zu Gleichaltrigen Soziale Interaktion, pro-soziales Verhalten, Empathie, soziale Teilhabe, Unterstützung Gleichaltriger, soziale Integration, Führungsqualitäten u. a.
2. Selbstmanagement Selbstkontrolle, soziale Unabhängigkeit, soziale Verantwortung, Frustrationstoleranz, Einhalten von Regeln, Kooperation u. a.
3. Schulbezogene Fähigkeiten Akzeptanz/Einhalten von Klassenregeln, Aufgabenorientierung, schulische Verantwortung u. a.
4. Compliance Soziale Kooperation, Mitwirkungsbereitschaft, Kompetenz u. a.
5. Selbstbehauptung Initiative übernehmen, Aktivitäten ins Leben rufen, Selbstsicherheit u. a.

Welche dieser Fertigkeiten und Fähigkeiten gefördert werden sollten und in welcher Reihenfolge dies bestenfalls geschehen könnte, lässt sich aus den theoretischen Ansätzen ableiten, die die Entwicklung sozial kompetenten Verhaltens beschreiben.

1.2 Entstehung sozialer Fertigkeiten

Zur Erklärung, wie soziale Fertigkeiten in der gesunden Entwicklung entstehen, existieren viele unterschiedliche theoretische Ansätze, die sich leider nicht zu einer einzigen vorherrschenden Theorie vereinen lassen. Viele dieser Ansätze sind allerdings eher spekulativer Natur und nicht wissenschaftlich fundiert. Eine Ausnahme stellt die Theorie zur sozial-kognitiven Informationsverarbeitung von Crick und Dodge (1994) dar. Diese wurde vielfach wissenschaftlich überprüft und ist weltweit anerkannt. Die aufgrund des kognitiven Ansatzes zu gering berücksichtigten emotionalen Aspekte lassen sich im Nachhinein gut integrieren. Neben der Beschreibung der gesunden Entwicklung sozialer Fertigkeiten lassen sich Erklärungen ableiten, wie es zu fehlerhafter Entwicklung kommen kann. Es können konkrete Punkte identifiziert werden, an denen die Förderung sinnvollerweise ansetzen sollte.

1.2.1 Theorie zur sozial-kognitiven Informationsverarbeitung

Bei der Theorie zur sozial-kognitiven Informationsverarbeitung handelt es sich um ein Stufenmodell. Es werden sechs Schritte beschrieben, die zwischen dem ersten Schritt der Wahrnehmung einer sozialen Situation und dem konkreten Verhalten der Person nacheinander vonstatten gehen und zur Entstehung sozial kompetenter Verhaltensweisen beitragen. Es wird davon ausgegangen, dass diese Verarbeitungsschritte größtenteils unbewusst, mit sehr hoher Geschwindigkeit nacheinander durchlaufen werden.

In Anbetracht der Tatsache, dass unendlich viele dieser Prozesse gleichzeitig ablaufen, wird deutlich, dass die Verarbeitung sozialer Informationen äußerst komplex ist und große Herausforderungen mit sich bringt. Somit wird deutlich, dass die Entwicklung auch äußerst störanfällig ist.

Die folgende Abbildung soll einen ersten Überblick über die Verarbeitungsschritte geben, bevor auf diese detaillierter eingegangen wird.

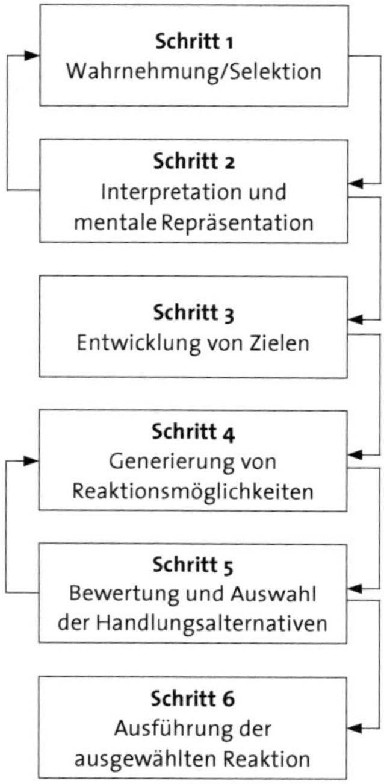

Theorie der sozial-kognitiven Informationsverarbeitung (vgl. Crick & Dodge, 1994)

Schritt 1: Wahrnehmung und Selektion

Konfrontiert mit einer überwältigenden Menge an Informationen, stellt jede soziale Situation zunächst Herausforderungen an die Wahrnehmung. Aus der Vielzahl visueller oder akustischer Eindrücke, ausgesprochener oder unausgesprochener Wünsche der Interaktionspartner, aber auch eigener Ziele, Wünsche und Empfindungen gilt es, »Wesentliches von Unwesentlichem« zu trennen. Das wichtigste Ziel im ersten Schritt besteht darin, seine Aufmerksamkeit auf alle Details zu richten, die zu einem umfassenden Verständnis der Situation führen, und gleichzeitig viele andere ablenkende oder verwirrende Informationen »auszublenden«.

Fallbeispiel:

> Tim (8 Jahre) besucht mit seiner Klasse zum ersten Mal einen Feizeitpark! Seine Lehrerin verteilt noch die Eintrittskarten, während ein anderer Lehrer mit den ersten Kindern bereits durch die große Drehtür gegangen ist. Was wird mich wohl hinter dieser riesigen Tür erwarten?,

fragt sich Tim gespannt. Dann ist es so weit. Ausgestattet mit seiner Karte, geht er an der Seite seines Freundes in Richtung Tür und wagt zunächst nur einen kurzen Blick durch den Türspalt. Er traut seinen Augen kaum und rennt begeistert hinter seinem Freund her: Lauter riesige Legofiguren, bunte einladende Zuckerbuden, ein glitzerndes Riesenrad, wilde Karussells, ein duftender Pommesstand, unendlich viele Kinder und Erwachsene, fröhliche laute Musik... So viele spannende Dinge, er weiß gar nicht, wo er zuerst hinschauen soll. Und dann sind da seine Mitschüler, die neugierig herumlaufen, ein Clown, dem eine Träne die Wange runterkullert, und irgendwo auch seine Lehrerin, die ihm wild gestikulierend zuwinkt und versucht, alle Schülerinnen und Schüler zusammenzutrommeln, und ein Freund, der ihn zu einem Eisstand ruft! Was soll er zuerst tun?

Soziale Defizite entstehen, wenn Kinder die Situationen verzerrt erfassen!

Aus der großen Vielzahl an Informationen die wichtigsten herauszufiltern, stellt für viele Kinder (und oft auch Erwachsene) eine große Herausforderung dar. Bei vielen Kindern mit sozialen Problemen liegt ein wichtiger Schlüssel zum Verständnis ihrer Schwierigkeiten bereits in diesem ersten Schritt der Verarbeitung. Da die erfassten Informationen die Grundlage für jede weitere Entwicklung darstellen, sind Defizite in der Wahrnehmung besonders schwerwiegend und folgenreich!

Jeder Mensch betrachtet Situationen auf seine persönliche Art und Weise, wie durch eine individuell getönte Brille! Ist die »Tönung« zu stark, kommt es zu Wahrnehmungsverzerrungen, die ebenfalls von Kind zu Kind differieren. Grob können zwei Formen der Verzerrung unterschieden werden:

1. Es werden zu wenige Informationen wahrgenommen!

In diesem Fall würde Tim die meisten der vielen tollen und spannenden Dinge des Freizeitparks gar nicht registrieren. Er würde nur ganz bestimmte Informationen registrieren, aber welche?

Die Lebensgeschichte und Persönlichkeit des Kindes nehmen Einfluss darauf, welche Informationen besondere Beachtung finden und welche übersehen werden. Folgende typische Verarbeitungsverzerrungen können unterschieden werden:

a) Es werden ausschließlich **Details registriert, die mit der Befriedigung eigener Wünsche und Bedürfnisse in Verbindung stehen!** Die Kinder befassen sich in sehr starkem Ausmaß mit ihren eigenen Wünschen und Bedürfnissen. Es wird ihnen vorgeworfen, egoistisch oder ich-zentriert zu sein. Wünsche und Bedürfnisse anderer werden übersehen, was dauerhaft zu Enttäuschung, Unverständnis, Ärger und Ablehnung führt. – Tim würde beispielsweise gleich den Eisstand anvisieren.
b) Es werden ausschließlich **Details registriert, die mit der Befriedigung der Wünsche und Bedürfnisse anderer in Verbindung stehen.** Diese Kinder orientieren sich oft aus Angst vor sozialer Ablehnung ausschließlich an sozialen Normen, Regeln oder den Vorstellungen ihrer Mitmenschen. Eigene Bedürfnisse werden missachtet, was über kurz oder lang zu Unzufriedenheit führt. Ein gesunder Selbstwert und eine eigenständige Persönlichkeit können sich nur schwer entwickeln. – Tim würde schauen, was sein Freund macht, und hinterhergehen.
c) Es werden ausschließlich **Details registriert, die als feindlich interpretiert** werden. Einige Kinder gehen schon mit der Erwartung in Situationen, dass sie geärgert werden. Mit Argusaugen suchen sie jede Regung ihrer Mitmenschen, die auch nur im Entferntesten feindlich gemeint sein könnte. Sie fühlen sich zu schnell angegriffen und reagieren mit Abwehr oder Gegenangriff. Gouze (1987) stellte beispielsweise fest, dass aggressive Kinder ihre Aufmerksamkeit stärker auf feindliche Reize richten und diese nur sehr schwer auf positive Reize verschieben können. Ihre Mitmenschen fühlen sich falsch verstanden, oder es kommt unvermittelt zu konflikthaften Eskalationen. – Tim würde beispielsweise sofort die zwei Kinder suchen, die ihn im Bus geärgert hatten.
d) Es werden ausschließlich **Details wahrgenommen, die Emotionen auslösen.** Einige Kinder werden von ihren eigenen Gefühlen so vereinnahmt, dass sie nicht mehr in der Lage sind, andere Aspekte zu beachten. Ungeachtet der Umgebung werden diese Emotionen zum Ausdruck gebracht, was dazu führt, dass die Kinder Wichtiges übersehen. Sie zeigen unerwartete Reaktionen und stoßen auf Unverständnis und Ärger. – Tim wäre vielleicht von dem weinenden Clown so eingenommen, dass er gar nichts anderes mehr sieht.

2. Es werden zu viele Informationen wahrgenommen.
Auch wenn der häufigste Grund zu verzerrten Wahrnehmungen darin liegt, dass zu wenige Informationen wahrgenommen werden, gibt es Kinder, die ohne zu filtern **unendlich viele Details einer Situation wahrnehmen.** – So wie Tim im Freitzeitpark nicht weiß, wo er zuerst hinschauen soll, geht es vielen Kindern auch in anderen Situationen. Sie sind nicht in der Lage, Wichtiges von Unwichtigem zu trennen und ihr Verhalten angemessen auf die Situation abzustimmen. Auch hier ist das Resultat Unverständnis und Ärger der Mitmenschen.

Ziele der Förderung:
Im Rahmen der Förderung sollten die Kinder in die Lage versetzt werden, ihre Umgebung und auch sich selbst differenziert wahrzunehmen. Sie sollten lernen, die Situation, auch aus Sicht von anderen, zu sehen und sich in andere hineinzuversetzen. Entscheidend für eine umfassende Wahrnehmung ist die Fähigkeit, eigene Gefühle so weit zu regulieren, dass Wahrnehmung und Verhalten dadurch nicht unangemessen beeinflusst werden.

Schritt 2: Interpretation und mentale Repräsentation der relevanten Reize

Fast zeitgleich werden den wahrgenommenen Informationen Bedeutungen beigemessen. Es wird nach Gründen, Ursachen und Motiven der Mitmenschen gesucht. »Warum reagiert mein Vater so?«, »Wieso schaut der Busfahrer schon wieder so grimmig?«, »Was führen die Mitschüler im Schilde, die hinten in der Ecke des Pausenhofes stehen und tuscheln?« Je nachdem, wie einzelne Verhaltensweisen interpretiert werden, wird auch die Wahrnehmung angepasst, sodass von einem engen Zusammenhang zwischen Schritt 1 und 2 ausgegangen werden kann.

Fallbeispiel:

> Das erlösende Klingeln nach der 5. Stunde: Schulschluss, endlich! Nachdem Lisa (11 Jahre) ihre Sachen zusammengepackt hat, macht sie sich auf den Weg zum Schulbus. Viele Kinder stehen schon dort und warten. Am Rande der Haltestelle entdeckt sie Cindy und Julia. Wow, wie die wieder aussehen – perfekt gestylt! Alle Jungs »stehen« auf die beiden, und jedes der Mädchen versucht ein wenig, wie sie zu sein. Lisa geht in

ihre Nähe! Mit Julia hat sie sich immer gut verstanden, sie waren Nachbarinnen, aber seitdem sie Cindy kennengelernt hat…?! »Einfach nur dazugehören, so sein wie sie«, denkt sich Lisa… Aber keine Reaktion der beiden! Wird das Tuscheln leiser? Oder das Kichern lauter? Worüber reden sie wohl? Sie versucht, einzelne Wortfetzen zu verstehen, aber keine Chance. »Komm, lass uns noch zum Kiosk gehen«, sagt Cindy irgendwann laut zu Julia, und sie stolzieren erhobenen Hauptes an Lisa vorbei.

Soziale Defizite entstehen, wenn die Kinder unangemessen interpretieren!

Selbst, wenn die Situation umfassend wahrgenommen wurde, kann es passieren, dass Kinder die Situation ungünstig bewerten. Lisa könnte die Momente an der Haltestelle auf viele verschiedene Arten und Weisen deuten. Grundsätzlich können zwei Begründungen für ungünstige Interpretationen unterschieden werden:

1. Ungünstige Interpretation als Folge verzerrter Wahrnehmung!

Wird die Aufmerksamkeit, wie bereits beschrieben, nur auf einen Teil der Informationen gelenkt, so werden auch nur bestimmte Details wahrgenommen. Die Situation wird dementsprechend einseitig, beispielsweise feindlich, interpretiert. Lisas Wahrnehmung ist ein typisches Beispiel. Sie hatte nur Augen für die beiden. Dass eine andere Freundin von ihr allein an der anderen Ecke wartete, hatte sie gar nicht bemerkt. Auch ihre Schwester nahm sie gar nicht erst wahr.

2. Ungünstige Interpretationen als Folge eigener Erfahrungen und Annahmen!

Wie ein Kind eine bestimmte Situation interpretiert, ist immer abhängig von persönlichen Erfahrungen und Persönlichkeitseigenschaften des Kindes. Mindestens drei verschiedene Aspekte können auf die Interpretationen Einfluss nehmen:

a) Klare Vorstellungen über bestimmte Situationen (Schemata)

Obwohl bei allen Menschen Wissen über Situationen in Schemata abgespeichert ist, fließen diese Vorstellungen bei Kindern mit geringen sozialen Kompetenzen stärker in die Interpretation der Situation ein (Dodge & Tomlin, 1987). Die Beurteilung der Situation basiert weniger auf Informationen, die die aktuelle Situation mit sich bringen, sondern mehr auf Annahmen, die die Kinder aus ähnlichen Situationen der Vergangenheit schließen. – So könnte Lisa beispielsweise schon häufiger Situationen erlebt haben, in denen die anderen beiden Mädchen sie bewusst ausgeschlossen haben. In der aktuellen Situation wird das Schema »Wenn sie zu zweit sind, wollen sie mich nicht dabeihaben …« aktiviert. Sie interpretiert die Situation dann dementsprechend, auch, wenn die beiden es in dieser Situation nicht geäußert und vielleicht auch nicht gemeint haben.

b) Ungünstige Zuschreibung von Ursachen (Attributionen)
Die Interpretation einer Situation hängt davon ab, wen oder was die Kinder für die Gegebenheit verantwortlich machen. Gehen sie beispielsweise davon aus, dass die Ursache eines Misserfolges bei ihnen selber liegt, werden sie die Situation anders bewerten, als wenn sie davon ausgehen, dass sie selber nichts hätten ändern können. Ames et al. (1977) konnten zeigen, dass Kinder, die schlecht integriert sind, die Ursachen für positive Kontakte nicht in sich selber sehen (externale Attribution), die Ursachen für negative Begegnungen dahingegen bei sich selber. In der Folge kann sich keine positive Selbstwirksamkeitserwartung entwickeln. Die Kinder können weder aus den Situationen profitieren noch kommt es zu Selbstwertsteigerungen. Lisa könnte beispielsweise denken: »Die mögen mich nicht, weil ich nicht so hübsch bin wie sie.«

c) Unzutreffende Unterstellung von Absichten
Wieder andere Kinder unterstellen ihrem Gegenüber generell bestimmte, meist negative, Absichten. Auch das kann dazu führen, dass Situationen falsch interpretiert werden. – Lisa könnte davon ausgehen, dass die beiden über sie tuscheln oder ganz bewusst hochnäsig an ihr vorbeigehen, auch wenn bei den Mädchen keine böse Absicht dahintersteckte, sondern sie einfach vollkommen vertieft in ihre Gesprächsthemen Lisa ohne bösen Hintergedanken »übersehen« haben.

Ziele der Förderung:
Insgesamt ist es für die Förderung somit wichtig, dass die Kinder in ihren Interpretationen nicht zu voreiligen Schlüssen kommen, sondern die Ausgangssituation, ihre Mitmenschen und deren Absichten zu-

nächst genau wahrnehmen und untersuchen. Hilfreich ist es, wenn sie ihre eigenen Muster der »Fehlinterpretationen« kennen und modifizieren können, wobei dies nur bei wenigen Kindern im Alter zwischen 8 und 13 Jahren möglich ist.

Schritt 3: Entwicklung von Zielen

Sobald die Ausgangssituation erfasst ist, legen die Kinder Ziele oder Wünsche in Bezug auf den Fortgang der Situation fest. Obwohl die Ziele in jeder Situation neu definiert werden, unterscheiden sich Kinder darin, ob sie generell eher gemeinschaftsstiftende Ziele nennen, oder welche, die sich eher hinderlich auf die Gemeinschaft auswirken.

Fallbeispiel:

> Puh, nach 2 Stunden Matheunterricht mit vielen quälenden Textaufgaben freut sich Julian (9 Jahre) auf die große Pause. Eigentlich hat er Durst und will sich eine Pausenmilch kaufen gehen, aber die anderen spielen Fußball. »Sollte ich da mitspielen?«, fragt er sich. Dann sieht er, dass zwei andere Jungen aus seiner Klasse in der Ecke sitzen und leise miteinander sprechen. – »Die denken sich sicher wieder einen Plan gegen die Mädchen aus… da hätte ich auch noch einige gute Ideen … vielleicht sollte ich mich zu ihnen gesellen.« Und dann klopft noch leise die unangenehme Erinnerung in ihm an die Deutschhausaufgabe an. Er muss dringend Phillip finden, damit er abschreiben kann. »Hmm, was soll ich nun als Erstes tun?«

Soziale Defizite entstehen, wenn die Kinder sozial-schädliche Ziele wählen!

Es konnte gezeigt werden, dass die Art und Qualität der Ziele Einfluss auf die soziale Akzeptanz der Kinder nimmt. Ziele, die für die Gemeinschaft förderlich sind, korrelieren positiv mit sozialer Akzeptanz. In einer Studie (Crick & Dodge, 1989) wurden Ziele zurückgezogener, aggressiver und pro-sozialer Kinder verglichen, die diese in Bezug auf verschiedene Ausgangssituationen nannten. Zurückgezogene und aggressive Kinder nannten deutlich seltener gemeinschaftsstiftende Ziele als die pro-sozialen Kinder. Kinder, die zurückhaltend und still sind, wählen bei gefürchteter oder erlebter Ablehnung oft Ziele, die mit Rückzugsverhalten einhergehen. Sie umgehen somit erneute Verletzungen, verhindern jedoch auch das Erleben positiver Erfahrungen. –

Hätte Julian generell eher gemeinschaftsfördernde Ziele im Blick, würde er sich am ehesten fürs Fußballspielen entscheiden. Würde er feindliche Ziele verfolgen, dann fiele die Entscheidung vielleicht eher für den Streich gegen die Mädchen aus.

Ziele der Förderung:
In der Förderung ist es wichtig, den Kindern Möglichkeiten und Hilfsmittel an die Hand zu geben, Ziele für pro-soziales Verhalten bewusst festzulegen. Allein die Entscheidung, sich in Gemeinschaften einzubringen und sich nicht aus Unsicherheit oder Angst zurückzuziehen oder beispielsweise vor den Computer zu fliehen, steigert die Wahrscheinlichkeit zu sozialer Akzeptanz enorm.

Schritt 4: Generierung von Reaktionsmöglichkeiten
Sobald die Situation erfasst wurde und Ziele feststehen, werden verschiedene Reaktionen aktiviert, die theoretisch als Antwort auf die Ausgangssituation zur Verfügung stünden. Dies können Gefühle, Gedanken, Verhaltensweisen oder sprachliche Ausdrücke sein. Diese »Antwort- oder Reaktionsmuster« erfolgen nicht willkürlich, sondern werden automatisch ausgelöst. Welche Reaktionen bei den Kindern hervorgerufen werden, hängt stark von Erlebnissen und Erfahrungen ab, die die Kinder in der Vergangenheit gemacht haben.

Beispiel:

> 10 Minuten nach Unterrichtsbeginn haben die Schülerinnen und Schüler endlich alle Hefte und Stifte herausgeholt, und die Lehrerin hat es geschafft, alle zur Ruhe zu bringen. Auch Fritz (8 Jahre) ist gespannt, wie das Thema »Kartoffel« weitergeht. In der letzten Stunde hatten sie Kartoffeln gepflanzt. Ihre Lehrerin erklärt ihnen die Aufgabe, jedes Kind soll ein Bild gestalten, auf dem alle Schritte der Kartoffel-Pflanzung aufgemalt sind. Freudig und motiviert nimmt er seinen Bleistift und beginnt mit dem ersten Schritt: Er malt eine große Kartoffel. Vertieft in sein Bild, schrickt er plötzlich auf: Mitten auf seinem Blatt ist ein Radiergummi gelandet. Hinter sich hört er leises Kichern! Aufgeregt fragt er sich, was das soll und was er tun soll …

Soziale Defizite entstehen, wenn Kindern keine geeigneten Verhaltensweisen zur Verfügung stehen!
Selbst wenn die Kinder Situationen angemessen einschätzen und sich auch pro-sozial verhalten wollen, kommt es vor, dass ihnen die hierfür notwendigen Kompetenzen (wie beispielsweise kommunikative Fähigkeiten) oder konkrete Verhaltensweisen nicht oder nicht ausreichend zur Verfügung stehen. Zweierlei Ursachen können hierfür unterschieden werden.

1. Den Kindern stehen zu wenig Handlungsalternativen zur Verfügung.
Ergebnisse von Pettit, Dodge und Brown (1988) bestätigen, dass sozial schlecht integrierte Kinder tatsächlich weniger Handlungsalternativen generieren als gut integrierte Kinder. Dieser Zustand ist für die betroffenen Kinder oft sehr frustrierend, da sie sich nicht selten wünschen, sich anders, z. B. mutig, zu verhalten, aber sie wissen nicht, wie! In der Folge können sich Frustrationen, geringe Selbstwirksamkeitserwartungen und niedriger Selbstwert entwickeln. Wäre Fritz ein Kind, dem zu wenig Handlungsalternativen zur Verfügung stehen, so hätte er sich in der Situation kaum zu helfen gewusst. Er wäre verunsichert sitzen geblieben, was die anderen Kinder vielleicht dazu angespornt hätte, gleich noch einen Stift hinterherzuwerfen.

2. Den Kindern stehen kaum pro-soziale Verhaltensweisen zur Verfügung.
Teilweise steht den Kindern – gerade auch mit wachsendem Alter – zwar eine Menge von Handlungsalternativen zur Verfügung, allerdings unterscheidet sich von Kind zu Kind die *Qualität der möglichen Reaktionen*. Dodge (1993) weist darauf hin, dass aggressive Jugendliche zwar viele Handlungsalternativen aufweisen, diese jedoch meistens negativ sind. Sozial kompetente Handlungsalternativen stehen ihnen, wenn überhaupt, nur im geringen Ausmaß zur Verfügung. Depressive Kinder dahingegen tendieren dazu, Handlungsalternativen zu generieren, bei denen sie auf Hilfe anderer angewiesen sind. – Im Fall von Fritz hätte es passieren können, dass ihm lediglich Handlungsalternativen einfallen, die zu einem Gegenangriff führen, so könnte er sich beispielsweise mit seinem Federmäppchen bewaffnen und dieses auf dem Tisch seiner »Hintermänner« ausleeren oder aufspringen und es ihnen gleich mit Fäusten heimzahlen.

Ziele der Förderung:
Um aus einem breiten Handlungsrepertoire schöpfen zu können, gilt es, dieses besonders um sozial kompetente Verhaltensweisen zu erweitern. Das Kennenlernen und Einüben neuer Reaktionsmöglichkeiten sollte sich auf viele Lebensbereiche beziehen. So sollten beispielsweise Problem- und Konfliktlösefähigkeiten, Kommunikationsfähigkeiten und pro-soziale Verhaltensweisen gefördert werden.

Schritt 5: Bewertung und Auswahl der Handlungsalternativen
Bevor es zur Ausführung eines bestimmten Verhaltens kommt, werden die einzelnen möglichen Reaktionsmuster im nächsten Schritt bewertet. Hierfür müssen zum einen die möglichen Konsequenzen der Handlung richtig eingeschätzt werden und zum anderen die Wahrscheinlichkeit, mit der die Handlung auch den gewünschten Erfolg mit sich bringt.

Es wird davon ausgegangen, dass diejenigen Handlungsalternativen ausgewählt werden, die nach moralischen Kriterien als positiv bewertet werden und deren erwartete Folgen erwünscht sind. Zudem orientiert sich die Auswahl daran, ob das Kind davon überzeugt ist, dass es die nötigen Fertigkeiten besitzt, um die Handlung erfolgreich auszuüben.

Soziale Defizite entstehen bei Auswahl sozial inkompetenten Verhaltens!
Selbst wenn die Verarbeitung der Informationen bis zu diesem Schritt störungsfrei erfolgt ist, kann es an dieser Stelle zu ungünstiger Handlungsauswahl kommen. Dies kann Folge dreier verschiedener Ursachen sein:

1. Der Schritt der Evaluation wird vollständig ausgelassen!
Die Kinder folgen ihrem ersten Handlungsimpuls sofort und hinterfragen mögliche Auswirkungen in der Zukunft nicht. Hier kann es zu Überschreitungen von Regeln und Normen, aber auch von persönlichen Grenzen der Mitmenschen kommen, was zu Unverständnis und Ärger führt. – Springt Fritz mitten in der Stillarbeitsphase plötzlich auf und leert den Inhalt seines Federmäppchens auf dem Tisch von anderen Schülern aus, führt dies mit hoher Wahrscheinlichkeit zur Verärgerung der Lehrerin.

2. Die Selbstwirksamkeitserwartung bezüglich angemessener Verhaltensweisen ist gering!
Die Kinder trauen sich die sozial kompetenten Verhaltensweisen nicht zu. In der Folge bleiben sie unter ihren Möglichkeiten, was sie wiederum sehr frustriert und im sozialen Kontext dazu führt, dass Stärken nicht entdeckt werden. Auf Dauer leidet der Selbstwert dieser Kinder. – Vielleicht hat Fritz die gute Idee, sich ruhig umzudrehen, den Kindern den Radiergummi auf den Tisch zu legen und ihnen zu sagen, dass sie diesen Kinderkram lassen sollen, aber er traut sich nicht, sich angemessen zu wehren. Aufgrund geringer Selbstwirksamkeitserwartung schweigt er lieber! Auf Dauer steigt sein Frust ins Unermessliche!

3. Die Folgen unangemessener Verhaltensweisen werden als positiv bewertet!
Auch wenn die Kinder die zum großen Teil negativen Folgen sozial inkompetenten Verhaltens kennen, werden diese zum Teil abgewertet. Plötzlich erscheint eine Strafaufgabe in der Schule als nicht mehr so schlimm, oder es werden nur kurzfristige positive Konsequenzen beachtet, während langfristige negative Konsequenzen keine Berücksichtigung finden. – Im Beispiel von Fritz könnte es passieren, dass er sich mit unangemessener Heftigkeit sofort an seinen Mitschülern rächt und sich unbändig darüber freut, dass Gegenstände von ihnen beispielsweise kaputtgegangen sind. Den Ärger der Lehrerin und auch das Unverständnis der anderen Schüler würde er nicht wahrnehmen.

Ziele der Förderung:
Die Kinder sollten darin unterstützt werden, die möglichen Konsequenzen ihres Verhaltens realistisch einzuschätzen. Eine Stärkung ihres Selbstwertes und Steigerung der Selbstwirksamkeitserwartung hätte zur Folge, dass die Bereitschaft der Kinder steigen würde, pro-soziales Verhalten zu zeigen.

Schritt 6: Ausführung der ausgewählten Reaktion
Nach der Auswahl der am besten bewerteten Handlungsalternative kommt es im letzten Schritt zur Ausführung der ausgewählten Reaktionen. Hierunter können motorische oder verbale Reaktionen fallen.

Entscheidend für eine erfolgreiche Umsetzung des letzten Schrittes sind nun die Fähigkeiten und Fertigkeiten, die im Laufe der Entwicklung durch Beobachtung, Wiederholung und Übung erworben wurden.

1.3 Gruppenförderung sozialer Fertigkeiten

Die Entwicklung sozialer Fertigkeiten von Kindern zu fördern, ist eine Aufgabe, mit der alle Menschen betraut sein können, die in Kontakt mit Kindern oder Kindergruppen stehen. Sie kann in der Schule genauso geschehen wie in Freizeitgruppen oder in therapeutischen Kontexten. Je nach institutionellen Rahmenbedingungen kommen auch unterschiedliche therapeutische Settings infrage. Prinzipiell sind Förderungen im Rahmen von Kinderpsychotherapien, Elternberatung, Elterntrainings oder Gruppentherapien möglich und je nach Bedürfnissen der Kinder und Eltern auch sinnvoll und geeignet.

Herausragende Vorteile bietet die Förderung sozialer Fertigkeiten in Gruppen:

- Kinder lernen voneinander (Lernen am Modell)
- Kinder erleben soziale Eingebundenheit
- Durch positive Gruppendynamik steigt die Motivation
- Kinder merken, dass sie mit ihrer Problematik nicht allein sind
- Kinder erleben sich nicht als »therapiebedürftige Sonderlinge«
- Kinder können Gelerntes sofort anwenden
- Aktuelle Konflikte können direkt aufgegriffen werden
- Gruppengemeinschaft kommt Alltagssituationen nahe
- Besserer Transfer in den Alltag

Aus Sicht mancher Therapeutinnen und Therapeuten erscheinen Gruppentherapien mitunter anstrengender. Es wird die Befürchtung geäußert, zu wenig auf die Bedürfnisse der einzelnen Kinder eingehen zu können. Liegt bei Kindern eine sehr ausgeprägte spezifische Bedürftigkeit vor, so ist eine Einzelpsychotherapie auch in der Tat vorzuziehen. Viele grundlegende Bedürfnisse, wie das Bedürfnis nach Liebe und Angenommensein, nach Anerkennung oder sozialer Eingebundenheit, finden sich jedoch bei nahezu allen Kindern, sodass diesen Bedürfnissen in Gruppen besonders gut begegnet werden kann. Sobald erste Bedenken gegenüber Gruppentherapien überwunden wurden, stellen viele Therapeutinnen und Therapeuten fest, dass Gruppentherapie zwar herausfordernd, aber äußerst bereichernd und motivierend ist.

Vorteile von Gruppentherapien für den Therapeuten oder die Therapeutin:

- Die Kinder motivieren sich gegenseitig
- Die Kinder entpuppen sich als hervorragende »Co-Therapeuten«, die oft erstaunliche Ideen äußern
- Gruppenübungen und Spiele bringen Freude und Lebendigkeit in die Therapie
- Sie erleben und fördern die Kinder in alltagsnahen Situationen
- Die Kinder lernen voneinander und unterstützen sich gegenseitig

Mutmachend und erfreulich sind die Ergebnisse zahlreicher Studien, die zeigen, dass soziale Fertigkeiten durch geeignete Interventionen tatsächlich sehr positiv beeinflusst werden können. Beelmann, Pfingsten und Lösel (1994) fassten im Rahmen einer Metaanalyse die Ergebnisse von 48 Studien zur Wirkung sozialer Kompetenztrainings zusammen. Es zeigte sich beispielsweise, dass bei beinahe allen Risikokindern besonders sozial-kognitive Aspekte deutlich verbessert werden konnten. Neben den generell positiven Effekten wurde gleichermaßen deutlich, dass der Erfolg der Therapie stark von der Art der Interventionen abhängt.

Erfolgreiche Therapien zeichnen sich aus durch:

- Orientierung an den Bedürfnissen der Kinder
- Gut fundierte theoretische Basis
- Alltagsnähe
- Einbezug des sozialen Umfeldes

1.3.1 Theoretische Ableitung von Förderzielen

Die Theorie zu sozial-kognitiver Informationsverarbeitung bietet eine gute theoretische Basis zur Planung der Förderung. Die Ziele der Therapie können aus den einzelnen Stufen der Verarbeitung abgeleitet wer-

Tabelle 1: Theoretisch abgeleitete Förderziele

Therapiephase 1: Wahrnehmung/Emotionsregulation	
Theoretisch abgeleitete Förderziele	**Schritte der Informationsverarbeitung**
▪ Selbstwahrnehmung ▪ Fremdwahrnehmung ▪ Perspektivenübernahme ▪ Empathieförderung ▪ Emotionsregulation	1. Wahrnehmung 2. Interpretation 3. Zieldefinition
Therapiephase 2: Handlungsplanung	
Theoretisch abgeleitete Förderziele	**Schritte der Informationsverarbeitung**
▪ Erweiterung des Verhaltensrepertoires ▪ Konfliktlösestrategien ▪ Pro-soziales Verhalten ▪ Erwerb von Handlungskompetenzen ▪ Kommunikationsfähigkeiten	4. Generierung 5. Bewertung/Auswahl
Therapiephase 3: Handlungsausführung	
Theoretisch abgeleitete Förderziele	**Schritte der Informationsverarbeitung**
▪ Motivation zu sozial kompetentem Verhalten ▪ Selbstwirksamkeitserwartung ▪ Selbstwert	6. Ausführung

den. Da sich aus einigen Stufen ähnliche Therapieziele ergeben, bietet es sich auch im Sinne einer praktikableren Therapieplanung an, drei Phasen zu unterscheiden:

1. Phase: Wahrnehmung (Schritte: Wahrnehmung, Interpretation, Zielfindung)
2. Phase: Handlungsplanung (Schritte: Generierung und Auswahl)
3. Phase: Handlungsausführung (Schritt: Handlungsausführung)

Phase 1: Wahrnehmung

Eine umfassende angemessene Wahrnehmung der Ausgangssituationen bildet die Basis aller sozialen Interaktionen. Damit diese gewährleistet ist, ist eine Reihe von Fähigkeiten und Fertigkeiten erforderlich, die sich in ihrer Wirkung gegenseitig beeinflussen. Die Kinder sollten in der Lage sein, sowohl sich selber als auch ihr Gegenüber differenziert zu sehen. Eine gute *Eigenwahrnehmung* zeichnet sich dadurch aus, dass die Kinder sich selber mit ihren Eigenschaften, Wünschen und Bedürfnissen kennen und diese je nach Alter und Entwicklungsstand auch zum Ausdruck bringen. Darüber hinaus ist eine differenzierte *Fremdwahrnehmung* entscheidend. Wünsche und Bedürfnisse ihres Gegenübers müssen erkannt werden. Gefördert werden sollten die Fähigkeiten, sich in andere hineinzuversetzen *(Empathiefähigkeit)* und die Situationen aus anderen Perspektiven zu sehen *(Perspektivenübernahme)*. Eine umfassende Wahrnehmung kann nur dann erfolgen, wenn die Kinder in der Lage sind, ihre Gefühle angemessen zu regulieren. Ist das Kind nicht in der Lage, seine Gefühle zu beeinflussen, so wird es in vielen Situationen davon so gefangen sein, dass es andere wichtige Informationen übersieht. Werden die Gefühle dahingegen überreguliert, sodass sie gar keinen Einfluss mehr auf die Wahrnehmung haben, gerät der Blick zu sehr nach außen und eigene Bedürfnisse finden zu wenig Beachtung.

Phase 2: Handlungsplanung

Mehr oder weniger bewusst geht jeder Handlung eine Planung voraus. Damit es zu einer angemessenen Handlungsplanung kommt, sollten dem Kind nicht nur alle relevanten Informationen über die Situation zur Verfügung stehen, sondern auch eine große Anzahl von sozial kompetenten Verhaltensweisen, aus denen es je nach Situation die »richtige« auswählen kann. Ziel der Förderung sollte es daher sein, das Repertoire an möglichen *Verhaltensweisen zu erweitern* und diese zu üben. Kritisch ist oftmals das Verhalten in Konfliktsituationen. Sobald ein Kind eine Situation konfliktträchtig erlebt, sei es auch nur eine kleinste Provokation, so werden automatische Reaktionsmuster aktiviert, die oftmals unreflektiert sind und Konflikte verschärfen. Es kann daraufhin zu Missverständnissen kommen, die zur Folge haben, dass sich negative Rollen der Kinder manifestieren. Ein wichtiges Ziel ist es daher, Kindern dazu zu verhelfen, Konfliktsituationen zunächst zu erfassen und anschließend angemessen zu reagieren. Neben dem Vermitteln von *Problemlösestrategien* ist es darüber hinaus ebenfalls hilfreich, den Kindern Handwerkszeug mitzugeben, um überhaupt tragende soziale Kontakte und *Freundschaften* aufbauen und *pro-soziales Verhalten* zeigen zu können. Sofern dem Kind genügend hilfreiche Verhaltensweisen zur Verfügung stehen, werden diese erst dann ausgewählt, wenn das Kind auch davon überzeugt ist, dass es in der Lage ist, dieses Verhalten zu zeigen, und es über alle dafür notwendigen Kompetenzen verfügt. Ein weiterer wichtiger Schritt ist somit, *Handlungskompetenzen*, wie beispielsweise *Kommunikationsfertigkeiten,* zu vermitteln.

Phase 3: Verhaltensausführung

Damit es in der dritten Phase tatsächlich zur Ausführung der sozial kompetenten Verhaltensweisen kommt, spielen *motivationale Faktoren* eine entscheidende Rolle. Erlebt sich ein Kind als *selbstwirksam* und geht es davon aus, dass sozial kompetentes Verhalten positive Folgen mit sich bringt, steigt die Wahrscheinlichkeit für dementsprechendes Verhalten deutlich an. Hinderlich ist in dieser Phase oftmals ein geringer *Selbstwert* der Kinder, sodass es ebenfalls Ziel sein sollte, den Selbstwert der Kinder zu stärken.

Allein in der Dunkelheit

Es ist Neumond, die Nacht ist stockdunkel.
Der Wald flüstert: Ein leises Gemunkel.
Ich habe getobt, geschrien, gekämpft.
Doch die Einsamkeit hat die Schreie gedämpft.
Die Hoffnung hat mich schon lange verlassen.
Ich begann den Wald, die Stille zu hassen
Und habe mich leise zusammengekauert.
Eine Mauer aus Angst um mich gemauert.

Ronja Kleider, 10 Jahre

2. Kinder mit AD(H)S

Lebendige, fröhliche, kreative, witzige, schnelle, einfallsreiche Kinder – so könnte man sie beschreiben, die Kinder mit der Diagnose AD(H)S. Allzu häufig sind sie jedoch lediglich bekannt als Störenfriede, Unruhestifter, Quertreiber oder unerzogenes lästiges Pack. Durch ihren Bewegungsdrang gelingt es ihnen nicht, in der Schule ruhig zu sein. Ihre Aufmerksamkeits- und Konzentrationsschwäche hat zur Folge, dass sie sich nicht über einen längeren Zeitraum mit notwendigen, aber langweiligen Aufgaben beschäftigen können. Ihre Spontanität und Impulsivität führt dazu, dass sie viele Regeln und Normen oder auch Bedürfnisse und Wünsche anderer Menschen übersehen.

Durch ihr Verhalten treiben sie ihre Mitmenschen teilweise in den »Wahnsinn«! Sie ecken an vielen Stellen an und geraten in ständige Konflikte mit Erwachsenen und Gleichaltrigen. Mit der Zeit besteht die Gefahr, dass sie in Außenseiterpositionen oder Sündenbockrollen geraten. Langsam aber sicher werden die lebendigen, fröhlichen, kreativen, einfallsreichen Kinder dann zu frustrierten, einsamen, traurigen Zeitgenossen, die sich einfach nicht verstanden fühlen von der Welt!

Warum werden Kinder mit AD(H)S in unserer Gesellschaft so oft missverstanden? Warum ecken sie an? Was muss geschehen, damit ihre positiven Seiten zum Vorschein kommen und sie von Störenfrieden zu echten Bereicherungen werden?

Um diese Fragen beantworten zu können, ist ein tieferes Verständnis des »Störungsbildes« und dessen Entstehung bedeutsam, welches durch dieses Kapitel vermittelt werden soll.

2.1 Grundlagen: AD(H)S

AD(H)S gilt bereits seit vielen Jahren als häufigste Verhaltensauffälligkeit von Kindern und Jugendlichen. In fast jeder Schulklasse ist mindestens ein Kind, bei dem die Diagnose AD(H)S im Laufe der Entwicklung einmal gestellt wurde. In Deutschland sind ca. 5 % der Kinder hiervon betroffen (KiGGS Studie, Schlack et al., 2007), wobei die Diagnose bei Jungen sehr viel häufiger gestellt wird als bei Mädchen.

Charakteristisch für die Störung sind drei Hauptsymptome, die auch für die Diagnosestellung entscheidend sind: Störung von Aufmerksamkeit, Hyperaktivität und Impulsivität. Im internationalen Klassifikationssystem ICD-10, nach dem in Deutschland diagnostiziert wird, werden drei Untertypen von Aktivitäts- und Aufmerksamkeitsstörungen unterschieden:

Tabelle 2: Diagnosen ICD-10

Unterscheidungen im ICD-10:	
Einfache Aktivitäts- und Aufmerksamkeitsstörung (F90.0)	ADHS
Hyperkinetische Störung des Sozialverhaltens (F90.1)	ADHS SSV
Aufmerksamkeitsstörung ohne Hyperaktivität (F98.8)	ADS

Für die Diagnosestellung liegen klare Zuordnungs- und Ausschlusskriterien vor, da Diagnostik im Rahmen des deutschen Gesundheitswesens auf dem Multiaxialen Klassifikationssystem ICD-10 basiert (Remschmidt, Schmidt & Poustka, 2006). Die Störung muss vor dem siebenten Lebensjahr begonnen haben und Symptome müssen mindestens sechs Monate in zwei oder mehr Lebensbereichen auftreten und Ausmaße annehmen, die für den Entwicklungsstand untypisch sind und zu deutlichen Beeinträchtigungen führen.

Da hyperaktives Verhalten auch eine Begleiterscheinung in Zeiten von Anspannung oder seelischer Not sein kann beziehungsweise leichte Formen von Hyperaktivität auch im Rahmen der gesunden Entwicklung auftreten können, ist immer eine fundierte diagnostische Abklärung angeraten. Im Verdachtsfall sollten sich die Familien an spezialisierte Fachstellen, wie z. B. Kinder- und Jugendpsychiatrische Praxen, Ambulanzen, Sozialpädiatrische Zentren, Beratungsstellen oder Ähnliches, wenden.

In einer umfassenden Diagnostik sollten neben ausführlichen diagnostischen Gesprächen, neuropsychologischen Testverfahren (Konzentrationstests und Intelligenztests) eine medizinische Untersuchung sowie Selbst- und Fremdbeurteilungsfragebögen zur Anwendung kommen.

Eine frühe Diagnostik von AD(H)S ist von Vorteil, da somit auch die Behandlung rechtzeitig einsetzen kann. Geschieht dies zu einem Zeitpunkt, zu dem noch keine Chronifizierung eingesetzt hat, so können auch negative Begleiterscheinungen und Folgestörungen verhindert werden, die ansonsten sehr wahrscheinlich sind. Bei 80–90 % der Kinder mit AD(H)S (Ghanizadeh et al., 2008) treten nach einiger Zeit noch weitere psychische Auffälligkeiten wie Störungen des Sozialverhaltens, Lernstörungen, Angststörungen, affektive/depressive Störungen, Ticstörungen, Zwangsstörungen und andere auf.

Um diese Chronifizierung zu verhindern und Begleiterkrankungen vorzubeugen, sind eine gut auf das Kind und seine Familie abgestimmte Behandlungsplanung und Behandlungsstrategie notwendig, die sich aus verschiedenen Modulen zusammensetzen. Basierend auf dem Wissen über die Hintergründe und Entstehung von AD(H)S, können solche Behandlungsstrategien verantwortungsvoll festgelegt werden. Theoretische Ansätze dazu werden im Folgenden dargestellt.

2.2 Entstehung von AD(H)S

Viele Eltern fragen verzweifelt: »Woher kommt das?« »Warum ist mein Kind so?« »Was haben wir falsch gemacht?« Entlastend ist es dann für Eltern, aber auch für Fachpersonal, dass es nicht »die eine« Ursache gibt, sondern dass viele Faktoren zusammenspielen und dazu führen, dass sich Symptome von AD(H)S entwickeln. Es ist nicht – wie einige Eltern befürchten – ein einziger Erziehungsfehler, der dazu führt, dass ihr Kind hyperaktiv wird, aber es ist auch nicht »nur« eine Krankheit, die wie von Schicksalshand geführt, von der Umwelt unbeeinflussbar ihren Gang nimmt.

Je nach Ausrichtung und Ziel der Literatur können sehr unterschiedliche Theorien zur Erklärung von AD(H)S gefunden werden. Dies macht deutlich, dass es »die eine« Erklärung für diese Phänomene bislang nicht gibt. Viele der Erklärungsansätze sind zusammengefasst in dem Biopsychosozialen Modell von Döpfner (2002, 2006), in dem deutlich wird, dass genetische, biochemische, neuropsychologische und familiäre Faktoren auf die Entstehung von AD(H)S und dessen Verlauf Einfluss nehmen.

In diesem Modell wird davon ausgegangen, dass bei vielen Kindern mit AD(H)S bereits eine genetische Veranlagung besteht. Diese Annahme wird in Studien fast ausnahmslos bestätigt (Greene et al., 2007) und zeigt sich in der Praxis darin, dass vielen Eltern einzelne Familienangehörige einfallen, die in ihrer Kindheit ebenfalls ähnliche Symptome aufwiesen. In den letzten Jahren konnte eine Reihe von Genen identifiziert werden, die bei der Entstehung von AD(H)S beteiligt sind.

Das Zusammenwirken beteiligter Gene ist verantwortlich für Fehlregulationen verschiedener Botenstoffe (Neurotransmitter). Hierbei ist es unumstritten, dass es sich um eine Imbalance unterschiedlicher Transmitter handelt (Staller & Faraone, 2007), wobei die Botenstoffe Dopamin und Noradrenalin mit Sicherheit den wichtigsten Einfluss haben.

Mittels bildgebender Verfahren können zudem bestimmte Hirnregionen identifiziert werden, die bei Kindern mit AD(H)S leichte Veränderungen, besonders in Größe und Volumen, aufweisen.

Für die Erklärung der sozialen Defizite bei Kindern mit AD(H)S spielen neuropsychologische Erklärungsmodelle eine vorrangige Rolle. Auf das über viele Jahre zentrale und international anerkannte und wissenschaftlich vielfach bestätigte Modell von Barkley (1997) zur defizitären Verhaltensinhibition wird im Folgenden näher eingegangen. Auch wenn nicht davon ausgegangen werden kann, dass alle Aussagen auf alle Kinder mit AD(H)S gleichermaßen zutreffen, lässt sich aus den Grundannahmen der Theorie die Entstehung sozialer Defizite sehr gut logisch ableiten. Die Theorie leistet somit zur Erklärung der Defizite bei AD(H)S einen wertvollen Beitrag.

2.2.1 Theorie zur mangelnden Verhaltensinhibition

Unter Verhaltensinhibition (Hemmung) versteht Barkley die Fähigkeit, erste Handlungsimpulse zu unterdrücken, Reaktionen zu verzögern, also durch Selbstkontrolle Handlungstendenzen zu hemmen und Zeit vor einer Reaktion zu gewinnen. Er unterscheidet drei verschiedene Aspekte von Verhaltensinhibition:

1. Hemmung von spontanen Reaktionen
2. Unterbrechung einer laufenden Handlung
3. Hemmung von Reaktionen auf ablenkende Ereignisse

Wegen der mangelnden Fähigkeit, erste Handlungsimpulse zu hemmen, reagieren die Menschen mit AD(H)S sofort und spontan. Sie rauben sich selber die Zeit (oft wären es nur wenige Sekunden), die sie benötigen würden, um ihr Verhalten angemessen zu steuern. Nach Barkley können handlungssteuernde (exekutive) Funktionen des Gehirns ihre Aufgaben nicht oder nicht ausreichend wahrnehmen. Zu den beeinträchtigten handlungssteuernden (exekutiven) Funktionen zählt Barkley (1997):

1. Arbeitsgedächtnis (verbal und nonverbal)
2. Selbstregulation von Affekten, Motivation und Aufmerksamkeit
3. Internalisation von Sprache
4. Rekonstruktion (Analyse und Synthese von Handlungssequenzen)

Bevor die einzelnen Defizite ausführlicher dargestellt werden, folgt ein grafischer Überblick über die theoretischen Annahmen.

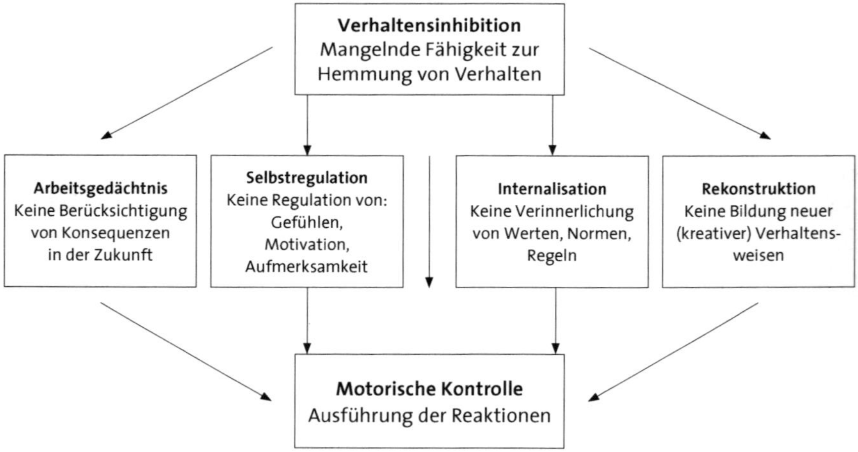

Abbildung nach Barkley, 1997

Defizite im Arbeitsgedächtnis führen dazu, dass wichtige Informationen aus sozialen Situationen nicht oder nur unzureichend gespeichert werden.

Erfahrungen aus früheren Situationen werden kaum erinnert und haben somit keine Auswirkung auf die aktuelle Reaktion. Dies erklärt, warum Kindern mit AD(H)S vieles unendlich oft gesagt werden muss.

Die genervte Aussage von Eltern oder Lehrern »Das habe ich dir doch schon 1000 Mal gesagt...« erscheint für Kinder mit AD(H)S oftmals völlig aus der Luft gegriffen. Aufgrund der mangelnden Kapazitäten im Arbeitsgedächtnis können aktuelle Geschehnisse oder Situationen nicht lange genug im Arbeitsgedächtnis gespeichert werden, dass zeitliche Aspekte in die Verhaltensplanung mit einfließen. Die Kinder haben somit kaum die Möglichkeit zu reflektieren, welche Auswirkung ihr Verhalten für die Zukunft haben wird. Die Handlungen werden somit in erster Linie durch direkte Konsequenzen gesteuert. Folgen in entfernter Zukunft beeinflussen aktuelles Verhalten nur wenig. Erhalten Kinder beispielsweise für den Blödsinn, den sie anstellen, sofort positive Reaktionen von anderen Kindern oder auch nur irgendeine Form von Aufmerksamkeit beispielsweise durch Erwachsene, so fahren sie mit dem Verhalten fort, ungeachtet der meist negativen Folgen, die dieser Blödsinn für die Zukunft haben kann. Sozial kompetente oder andere angemessene Verhaltensweisen, die sich nicht unmittelbar »lohnen«, sondern persönliche oder soziale Konsequenzen mit sich bringen, die sich erst in der Zukunft positiv auswirken, zeigen Kinder mit AD(H)S deutlich seltener als Kinder ohne AD(H)S.

Defizite in der Selbstregulation von Affekten, Motivation und Aufmerksamkeit werden darin deutlich, dass Kinder mit AD(H)S ihre Gefühle, Motivation und Aufmerksamkeit nicht selber verändern oder beeinflussen können. Sie sind von ihren Gefühlen geradezu überflutet, sodass sie diese sofort zum Ausdruck bringen müssen. Sind sie beispielsweise von etwas begeistert, so zeigen sie es allen, ganz egal, ob es in die entsprechende Situation passt oder nicht. Sie zeigen nur geringe Fähigkeiten, die Wirkung ihrer Emotionen auf andere einzuschätzen, und geringe Empathiefähigkeit.

Auch ihre Motivation und Aufmerksamkeit können Kinder mit AD(H)S nur wenig selber steuern. Ist zum Beispiel eine Aufgabe von sich aus sehr spannend, kann es vorkommen, dass ein Kind mit AD(H)S sich sehr lange höchst motiviert damit beschäftigt. Ist die Aufgabe jedoch nicht per se interessant, so gelingt es den Kindern kaum, sich selbst zu motivieren. Dieses Defizit erklärt die ewigen Diskussionen um »langweilige« Hausaufgaben, häufiges Abgelenktsein und ständiges Störverhalten in gewissen Schulstunden. Um an Aufgaben »dran«zubleiben, brauchen sie enge Unterstützung von ihren Mitmenschen.

Unter *Internalisation von Sprache* versteht Barkley (1997) die Fähigkeit, Sprache zu verinnerlichen, innere Dialoge zu führen und durch Selbstverbalisation sich selbst Handlungsanweisungen zu geben. Internalisation von Sprache stellt somit eine wichtige Voraussetzung für Selbstkontrolle dar.

Nach Barkley (1997) beeinflusst Internalisation von Sprache folgende Aspekte:

a) Beschreibung und Reflexion von Situationen
b) Selbstprüfung und Problemlösefertigkeiten
c) Verinnerlichung und Annahme von Regeln
d) Regelgeleitetes Verhalten
e) Verinnerlichung gesellschaftlicher Werte und Normen

Besonders folgenreich schlägt sich dieses Defizit darin nieder, dass Kinder mit AD(H)S unausgesprochene Regeln und Normen oft nicht beachten, weil diese nicht ausreichend verinnerlicht sind.

Betreten wir beispielsweise eine Kirche, so drosseln wir quasi automatisch die Lautstärke unserer Stimme. Viele Kinder mit AD(H)S würden hierzu keine Veranlassung sehen. Und so gibt es unendlich viele ausgesprochene und unausgesprochene Regeln, die wir mehr oder weniger bewusst verinnerlicht haben und die unser Verhalten stark beeinflussen. Da bei vielen Kindern mit AD(H)S diese Regeln eben nicht in Fleisch und Blut übergegangen sind, verstoßen sie ohne bösen Willen immer wieder dagegen, was bei ihren Mitmenschen zu völligem Unverständnis und Ärger führt und somit immer neues Konfliktpotenzial in sich birgt.

Als letzten Punkt benennt Barkley die mangelnde Fähigkeit zur *Rekonstruktion* von Verhaltensweisen. Gemeint ist hiermit in erster Linie die Fähigkeit, Verhaltensweisen bestimmten Situationen anzupassen und sie den Situationen entsprechend zu verändern. Um Verhaltensweisen flexibel einsetzen zu können, müssen jeweils Teilaspekte verändert werden. Ist es beispielsweise der Wunsch des Kindes, ein Eis zu bekommen, so sollte es seinen Wunsch während eines Ausfluges nicht auf die gleiche Art und Weise äußern wie auf einer formellen Familienfeier. Die Frage könnte die gleiche bleiben, wobei sie auf der Familienfeier beispielsweise weniger aufdringlich und mit leiserer Stimme vorgebracht werden sollte. Um diese Anpassungen vorzunehmen, müssen die Kinder in der Lage sein, eine Handlung in verschiedene Teilaspekte zu zerlegen (Analyse). Diese Teilaspekte können beispielsweise Tonlage, Mimik, Gestik oder einzelne Verhaltenssequenzen sein. Im nächsten Schritt sind die Kinder gefordert, diese Teilaspekte neu zusammenzusetzen. Somit entstehen nicht nur veränderte, der Situation angepasste Handlungen, sondern auch ganz neue Verhaltensweisen. Vielen Kindern mit AD(H)S steht aus diesen Gründen nur ein geringes Handlungsrepertoire zur Verfügung.

Der dargestellte Ansatz von Barkley ist international seit Jahren einer der relevantesten und hat sehr breite Zustimmung gefunden. Beinahe alle Defizite konnten mehrfach wissenschaftlich nachgewiesen werden. Kritik an der Theorie wurde vor allem in Bezug auf die Allgemeingültigkeit der Theorie erhoben, da sich mehrfach zeigte, dass nicht alle Kinder mit AD(H)S in allen Bereichen diese Form von Defiziten aufweisen. Dieser sicher gerechtfertigte Einwand stellt jedoch keinen Hinderungsgrund dar, diese Theorie als Grundlage zur Erklärung sozialer Defizite heranzuziehen, da auch nicht alle Kinder mit AD(H)S diese Defizite überhaupt zeigen.

2.3 Förderung/Therapie bei AD(H)S

Die Therapie von AD(H)S folgt in der Regel einem multimodalen Behandlungsansatz. Kombiniert werden: Medikamentöse Behandlung, Beratung von Eltern und Lehrern in Form von Elterntrainings, Interaktionsberatung und Schulungen sowie Einzel- und Gruppentherapien meist mit verhaltenstherapeutischem Hintergrund. Es kommen Belohnungssysteme, Selbstinstruktionstrainings, Selbstmanagement-Programme oder Spieltrainings zum Einsatz. Als wichtigen Baustein, besonders auch mit dem Ziel, Begleiterscheinungen und Komorbiditäten zu behandeln, wird die Durchführung sozialer Kompetenztrainings vorgeschlagen (Döpfner, 2006; Döpfner & Wolff Metternich, 2006; Lauth, 2001). Darüber hinaus werden oftmals auch sonderpädagogische Maßnahmen zur Behandlung begleitender Lernstörungen notwendig. Neuere Therapieprogramme wenden sich von unspezifischen Aufmerksamkeitstrainings ab mit dem Ziel, selektiv gestörte Aufmerksamkeitsbereiche zu behandeln (Jacobs & Petermann, 2007).

Erhalten die Kinder Therapien, die auf ihre persönlichen Bedürfnisse abgestimmt sind, so führen diese glücklicherweise in den meisten Fällen zum gewünschten Erfolg. Dies spiegelt sich in unzähligen Studien wider, aus denen hervorgeht, dass die Symptome von AD(H)S durch Therapien gut verringert werden können. Werden die Ergebnisse vieler großer Studien zusammen betrachtet, so wird deutlich, dass die Wirkung von medikamentöser Behandlung zur Reduktion der drei Hauptsymptome am stärksten ist (van der Oord, 2007; MTA Cooperative Group, 1999).

Bemerkenswert ist jedoch, dass in Bezug auf die Förderung sozialer Kompetenzen pharmakologische Therapie allein deutlich geringere Erfolge aufweist als die kombinierte Behandlungsstrategie. Auch andere komorbide Störungen, wie oppositionelles oder ängstliches Verhalten, Lernstörungen und Eltern-Kind-Interaktionen, lassen sich durch die kombinierte Behandlungsstrategie am besten positiv beeinflussen.

Auffallend häufig wurde in den letzten Jahren in wissenschaftlichen Artikeln die Wichtigkeit betont, nicht »nur« die Hauptsymptome von AD(H)S zu behandeln, sondern sozial-emotionale Faktoren ebenfalls zu berücksichtigen. So zeigte sich zeitgleich sowohl in der Wissenschaft als auch in der Praxis ein immenser Bedarf an Therapie zur Förderung sozialer Defizite bei AD(H)S. Um die Therapie theoriegeleitet planen zu können, wird im folgenden Kapitel zunächst auf die theoretischen Grundlagen zum Zusammenhang zwischen AD(H)S und sozialen Defiziten eingegangen, woraus im letzten Schritt dann konkret Therapieziele abgeleitet werden.

3. Soziale Fertigkeiten bei Kindern mit AD(H)S

»Immer bin ich an allem schuld«, »Keiner mag mich«, »Niemand lädt mich zum Geburtstag ein«, »Alle haben es nur auf mich abgesehen« ... sind nur einige der verzweifelten Aussagen von Kindern mit AD(H)S. In vielen Gemeinschaften erleben sie sich als unverstanden, abgelehnt und isoliert. Obwohl sie doch eigentlich Gemeinschaftsmenschen sind und sich auch enorm für andere einsetzen können und für Gerechtigkeit sorgen, ecken sie sowohl im Kontakt mit Gleichaltrigen als auch mit Erwachsenen ständig an.

3.1 Grundlagen: Soziale Fertigkeiten bei Kindern mit AD(H)S

Wer mit AD(H)S-Kindern arbeitet, weiß, wie eng die Störung mit sozialen Problemen zusammenhängt. Es gibt nur sehr wenig Kinder mit AD(H)S, die hohe soziale Kompetenzen besitzen und sich ein stabiles Netz an Freundschaften aufgebaut haben. Oft bereiten die sozialen Probleme sowohl bei den Kindern als auch bei den Eltern den größten Leidensdruck.

Angesichts der hohen Relevanz dieses Themas ist es erstaunlich, dass sich die Wissenschaft bislang fast ausschließlich mit Ursachen des Störungsbildes im Allgemeinen beschäftigt hat. Erst in den letzten Jahren wurden zunehmend Studien veröffentlicht, die den Zusammenhang zwischen AD(H)S und sozialen Defiziten zum Gegenstand haben. In diesen Studien konnte mehrfach deutlich gezeigt werden, dass Kinder mit AD(H)S im Vergleich zu Kindern ohne AD(H)S tatsächlich deutlich weniger Freundschaften eingehen und aufrechterhalten können und von anderen stärker abgelehnt werden (Normand et al., 2007).

Aus diesen Ergebnissen und den Beobachtungen aus der Praxis lässt sich ableiten, dass der Bedarf an Förderung sozialer Fertigkeiten bei Kindern mit AD(H)S unbestritten ist, da auch die gravierenden

Folgen mangelnder sozialer Fertigkeiten für die gesunde Entwicklung von Kindern vielfach empirische Bestätigung gefunden haben. Diese Ergebnisse unterstreichen die Wichtigkeit geeigneter therapeutischer Interventionen.

Verwunderlich ebenfalls, dass bei diesem offensichtlichen Therapiebedarf bislang kaum geeignete therapeutische Ansätze veröffentlicht wurden, welche Anregungen für eine komplexe Förderung sozialer Kompetenzen geben, die an den spezifischen Defiziten von Kindern mit AD(H)S ansetzt und sich an den speziellen Bedürfnissen orientiert. Eine Ursache dafür liegt sicherlich in der Tatsache, dass bislang nur wenig wissenschaftliche Bemühungen unternommen wurden, die Gründe dieser Defizite zu erklären. Kombiniert man die Theorie zur sozial-kognitiven Informationsverarbeitung (Dodge, 1993, s. Kap. 1) und die Theorie zur mangelnden Verhaltensinhibition (Barkley, 1997, s. Kap. 2), lässt sich ein theoretisches Modell ableiten, das diese Defizite zu erklären vermag. Dies wird zunächst vorgestellt, bevor daraus konkrete Therapieziele abgeleitet werden.

3.2 Entstehung sozialer Defizite bei AD(H)S

3.2.1 Modell zur Pathogenese sozialer Fertigkeiten bei AD(H)S

Analog zur Theorie der sozial-kognitiven Informationsverarbeitung (Dodge, 1994) wird im vorliegenden Modell davon ausgegangen, dass soziale Informationen stufenweise verarbeitet werden, wobei sich die Prozesse, die auf den einzelnen Stufen sowohl kognitiv als auch emotional oder behavioral vonstatten gehen, wechselseitig beeinflussen. Es werden drei Hauptphasen der Verarbeitung unterschieden, die die Schritte aus der Theorie von Dodge zusammenfassen. Es werden dann Aussagen abgeleitet, inwieweit sich AD(H)S-typische Defizite (s. Barkley, 1997) auf die Verarbeitung auswirken und es somit zu systematischen Fehlern auf den einzelnen Stufen der Verarbeitung kommt.

Zur Orientierung werden die Grundzüge des Modells zunächst grafisch dargestellt, bevor im Weiteren die einzelnen Prozesse in den jeweiligen Phasen der Verarbeitung beschrieben und anhand eines Beispiels jeweils veranschaulicht werden.

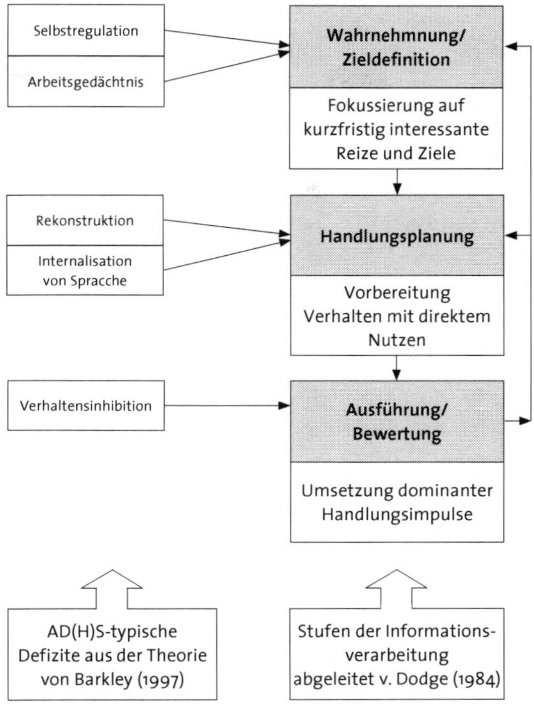

Abbildung: Modell zur Pathogenese sozialer Fertigkeiten bei AD(H)S

Wahrnehmung der Situation

In der Phase der *Wahrnehmung* der Ausgangssituation kommt es bei den Kindern mit Aufmerksamkeitsstörungen bereits zu systematischen Fehlern. Aufgrund ihrer Defizite in der Selbstregulation von Aufmerksamkeit gelingt es ihnen nicht, diese auf alle wichtigen Details zu lenken und somit die Ausgangssituation mit all ihren Facetten adäquat zu erfassen. Kinder mit AD(H)S nehmen in der Regel vor allem diejenigen Informationen, Impulse oder Details wahr, die ihr Interesse und ihre Emotionen wecken. Dies kann der Tischnachbar in der Unterrichtsstunde sein, ein rotes Rennauto, das auf der Straße vorbeifährt, oder die Idee, mitten in der Unterrichtsstunde aufzuspringen, um etwas zu erledigen. Aufgrund ihres Defizites, Emotionen zu regulieren, kann beispielsweise Neugierde, die geweckt wird, nicht abgeschwächt werden, sodass die Aufmerksamkeit auf das Objekt fixiert bleibt, das die Neugierde ausgelöst hat. Andere für die Kinder uninteressante Informationen und Reize werden nicht oder nicht differenziert genug wahrgenommen.

Welche Reize oder Informationen das Interesse des Kindes wecken und somit dazu führen, dass sie wahrgenommen werden, hängt stark von der *Interpretation* der einzelnen Informationen und Reize ab. Verspricht die Auseinandersetzung mit einem Reiz unmittelbare positive Konsequenzen oder sofortige Folgen, so wird genau dieser Reiz oder die Information als persönlich relevant interpretiert und zieht die Aufmerksamkeit auf sich. Dieses Phänomen lässt sich durch das Defizit des Arbeitsgedächtnisses erklären, welches zur Folge hat, dass zeitliche Aspekte in die Handlungsplanung nicht mit einfließen. Zu systematischen Fehlinterpretationen von Situationen kommt es bei Kindern mit AD(H)S also daher, dass all das als wichtig erachtet wird, was kurzfristig positive Folgen erwarten lässt. Informationen und Reize, die sich in der Zukunft auswirken, werden in ihrer Relevanz unterschätzt und erscheinen daher unwichtig.

Sobald die Situation erfasst ist und die scheinbar wichtigen Informationen wahrgenommen wurden, schließt sich die Phase der *Zielfindung* an. Bei Kindern mit AD(H)S sind in dieser Phase zwei Prozesse denkbar. Zum einen ist es möglich, dass die Phase vollständig ausgelassen wird und die Kinder scheinbar zielloses Verhalten zeigen, und zum anderen, dass inadäquate Ziele ausgewählt werden, das heißt solche, die nicht zu sozial kompetentem Verhalten führen bzw. sozial nicht akzeptiert sind. Wiederum aufgrund der Defizite im Arbeitsgedächtnis wählen die Kinder mit AD(H)S in erster Linie kurzfristige Ziele aus, also solche, die kurzfristigen Gewinn versprechen. Aufgrund der mangelnden Fähigkeit, ihre Gefühle zu regulieren, sind sofortige Erfüllung von Wünschen oder unmittelbare Befriedigung von Bedürfnissen oft die Ziele, die dem Verhalten von Kindern mit AD(H)S zugrunde liegen. So kann es beispielsweise ein Ziel sein, die aufgestaute Wut »rauszulassen«, Neugierde zu stillen oder im Zentrum der Aufmerksamkeit zu stehen. Leider handelt es sich dadurch oft um egoistische, sozial nicht akzeptierte Ziele.

Folgendes Beispiel soll systematische Fehler von Kindern mit AD(H)S in der Phase der Wahrnehmung veranschaulichen:

Beispiel Thomas (1):

Man stelle sich folgende Schulsituation vor:

Thomas, ein Kind mit AD(H)S, besucht die vierte Klasse einer regulären Grundschule. Da Weihnachten vor der Tür steht, ist es den Kindern erlaubt, im Matheunterricht eine Kerze anzuzünden. Nachdem die Lehrerin angekündigt hat, dass in der nächsten Mathestunde eine Klassenarbeit geschrieben wird, beginnt sie, so wie es bei der Lehrerin üblich ist, den Stoff, der für die Klassenarbeit wichtig ist, noch einmal zu wiederholen.

Den meisten Kindern der Klasse gelingt es, die aktuelle Situation mit der Vergangenheit zu vergleichen. Sie erinnern sich, dass immer vor den Klassenarbeiten das Wichtigste noch einmal wiederholt wird und dass es daher für den erwünschten Erfolg in der Klassenarbeit wichtig ist, in dieser Stunde aufzupassen. Die Kinder erachten die von der Lehrerin gegebenen Informationen als relevant und verfolgen den Unterricht aufmerksam. Anders jedoch bei Thomas. Ihm gelingt dieser Abgleich mit Ereignissen aus der Vergangenheit nicht, womit er die Relevanz der Situation nicht erkennt und die Informationen der Lehrerin vermutlich nicht als persönlich relevant interpretiert. Viel interessanter ist da die Kerze, die so schön flackert und aus deren Wachs man wunderbare kleine Kügelchen formen kann. Und als ihm jetzt noch auffällt, dass Johannes vor ihm sitzt, ein Junge, der ihn gemeinsam mit anderen Viertklässlern am Morgen auf dem Schulweg geärgert hat, steigt der Ärger wieder in ihm auf und somit das Bedürfnis, es ihm jetzt mal richtig heimzuzahlen. Endlich sieht er seine Zeit gekommen…

Während die Mitschüler von Thomas eifrig darauf bedacht sind, jedes Wort der Lehrerin mitzubekommen, da es ihr Ziel ist, eine gute Note in der Klassenarbeit zu bekommen, und sie hoffen, nun noch einige wichtige Informationen zu erhalten, verfolgt Thomas ganz andere Ziele. Die Klassenarbeit erscheint noch in weiter Ferne und kann daher sein Interesse ganz und gar nicht wecken. Um zu wissen, was er in den nächsten Minuten machen sollte, braucht er nicht lange nachzudenken… das Ziel steht fest: Wiederherstellen der Gerechtigkeit, oder anders ausgedrückt: Rache! Ungestört von allem, was im Klassenraum sonst noch so geschieht, richtet er seine Aufmerksamkeit auf das rote Kerzenwachs und formt sich genüsslich ein kleines Wurfgeschoss …

Zusammenfassend kann also festgehalten werden, dass Kinder mit AD(H)S typische Fehler in der Wahrnehmung von Situationen aufweisen. Sie achten auf Details, die kurzfristig spannend erscheinen und Gefühle auslösen, während andere wichtige Informationen übersehen werden. Die Begründung hierfür liegt in den mangelnden Fähigkeiten,

Gefühle und Aufmerksamkeit zu steuern und zukünftige Konsequenzen zu berücksichtigen.

Folgen defizitärer Wahrnehmung

Dadurch, dass die Kinder mit AD(H)S in der Phase der Wahrnehmung die Aufmerksamkeit in erster Linie auf emotionsinduzierende, interessante oder persönlich relevante Aspekte richten, kommt es dazu, dass Kinder mit AD(H)S es oftmals nicht lernen, Situationen in ihrer Komplexität zu erfassen. Wünsche und Bedürfnisse anderer werden kaum wahrgenommen. Die Fähigkeit zur Fremdwahrnehmung kann sich dementsprechend nicht entwickeln. Werden Gleichaltrige oder Erwachsene gar nicht erst differenziert wahrgenommen, so kann sich auch die Fähigkeit zur Perspektivenübernahme nicht entwickeln, und empathisches Verstehen der Mitmenschen findet, wenn, dann nur unzureichend statt. Darüber hinaus werden auch aus- oder unausgesprochene Regeln, Normen und Werte nicht oder nur unzureichend wahrgenommen und fließen somit in die folgende Zielplanung nicht adäquat mit ein. Hiermit steigt die Wahrscheinlichkeit, egoistische Ziele zu wählen, die mit den Bedürfnissen und Anforderungen der Umgebung nicht abgestimmt sind. Die Folge dieser inadäquaten bzw. meist auch sozial nicht akzeptierten Ziele ist eine sinkende Wahrscheinlichkeit, sozial kompetentes Verhalten zu zeigen.

Therapiebedarf ergibt sich dementsprechend im Bereich der *Emotionsregulation*. Die Kinder müssen lernen, ihre Emotionen so weit zu kontrollieren, dass diese nicht unreflektiert ausgelebt werden müssen, sondern eine Zeit lang gehemmt werden, damit unter anderem ausreichend Gelegenheit besteht, wichtige Reize der Umgebung wahrzunehmen und die Ausgangssituation in ihrer Komplexität zu erfassen. Um eine differenzierte Analyse der Situation vornehmen zu können, ist die Fähigkeit zur Wahrnehmung der Wünsche und Bedürfnisse anderer entscheidend. Ziel einer Therapie muss es also sein, neben der *Selbstwahrnehmung* vor allem die *Fremdwahrnehmung* zu fördern. Wichtig ist, dass die Kinder lernen, sich in andere hineinzuversetzen und diese zu verstehen, sodass ebenfalls Therapiebedarf in den Bereichen *Perspektivenübernahme* und *Empathieförderung* besteht, damit sie in der Folge mehr sozial akzeptierte Ziele auswählen können.

Handlungsplanung
Sobald die Ziele für das eigene Verhalten feststehen, wird die eigene Reaktion vorbereitet. Hierzu werden zunächst mögliche Verhaltensweisen mehr oder weniger bewusst in Erinnerung gerufen, aus denen dann die scheinbar richtigen ausgewählt werden. Bei Kindern mit AD(H)S wird keine breite Vielfalt an Handlungsalternativen erinnert, sondern analog zu den Zielen nur diejenigen, die kurzfristigen Nutzen oder positive Folgen versprechen. Positive Folgen können Reaktionen von Klassenkameraden, Eltern oder Lehrern sein oder aber auch die Aktivierung des eigenen Erregungsniveaus oder der Abbau innerer Spannungen. Auch hierfür liegt die Begründung in der mangelnden Fähigkeit, seine Gefühle zu steuern. Aufgrund der Defizite in der Rekonstruktion von Verhaltensweisen steht den Kindern auch innerhalb dieses bereits engen Bereiches nur eine geringe Anzahl an Handlungsalternativen zur Verfügung. Dem ersten Handlungsimpuls folgend, werden somit in der Regel dominante Verhaltensweisen ausgewählt, die kurzfristigen Nutzen versprechen. Infolge des Defizits, Regeln, Werte und Normen zu verinnerlichen, wirken sich diese auch nicht korrigierend auf die Auswahl der Handlungsalternativen aus. Es kommt somit überdurchschnittlich häufig zur Auswahl von Verhaltensweisen, die nicht sozial kompetent sind oder keine soziale Akzeptanz finden.

Veranschaulichen lassen sich auch diese Prozesse anhand des Beispieles von Thomas:

Beispiel Thomas (2):

Noch immer in der letzten Mathestunde vor der Klassenarbeit sitzend, ist die Situation für Thomas nun völlig klar. Überwältigt von seiner Wut reicht nur der Blick zu Johannes, der vor ihm sitzt, und die Erinnerung an die Hänseleien vom Schulweg kommen sofort wieder in ihm hoch. »Das muss gerächt werden«, so viel ist klar, und somit ist auch sein Ziel für die nächsten Minuten definiert! Nun kommt er endgültig nicht mehr in die Versuchung, doch den Unterricht zu verfolgen, sich zu melden, Hefteinträge zu machen oder sich die Hausaufgaben aufzuschreiben. Für ihn stellt sich nun lediglich die Frage, wie er es dem blöden Johannes am besten zeigen kann. »Aber, Moment … da war ja die Kerze … mit dem schönen roten weichen Wachs!« Nun braucht er nicht mehr lange zu überlegen, wie er sein Ziel erreichen

> kann …, genüsslich macht er sich an die Arbeit, zu dem ersten Wurfgeschoss noch weitere kleine und etwas größere runde Wurfgeschosse zu formen …

Zusammenfassend kann festgehalten werden, dass es in der Phase der Handlungsplanung zu AD(H)S-typischen Fehlern kommt. Aufgrund der Defizite in der Rekonstruktion neuer Verhaltensweisen stehen den Kindern nur wenig alternative Verhaltensweisen zur Verfügung. Infolge der mangelnden Fähigkeiten, ihre Gefühle zu steuern und langfristige Konsequenzen oder Werte und Normen zu berücksichtigen, wählen sie lediglich Verhaltensweisen aus, die sofortigen Nutzen versprechen.

Folgen defizitärer Handlungsplanung

Die Folgen, die sich aus der defizitären Handlungsplanung ergeben, entstehen zunächst daraus, dass die Kinder mit AD(H)S Defizite im Bereich der Rekonstruktion und dem Modelllernen aufweisen und somit nur sehr wenig Verhaltensweisen aktiviert werden. Die Kinder sind kaum in der Lage, neue (auch sozial kompetente) Verhaltensweisen zu generieren, sodass das Verhaltensrepertoire, das auch für die Zukunft zur Verfügung steht, nicht erweitert wird. Kommen sozial kompetente Verhaltensweisen nicht zur Anwendung, so können hierfür notwendige Handlungskompetenzen nicht erworben werden. In der Folge wird sich auch keine positive Selbstwirksamkeitserwartung in Bezug auf sozial kompetente Verhaltensweisen entwickeln, was wiederum zur Folge hat, dass die Wahrscheinlichkeit abnimmt, in der Handlungsplanung zukünftiger Situationen sozial kompetente Verhaltensweisen auszuwählen.

Therapiebedarf besteht demzufolge darin, ein vielseitiges und flexibles *Verhaltensrepertoire aufzubauen*, aus dem der Situation angemessen unterschiedliche Verhaltensweisen ausgewählt werden können. Ferner ist es wichtig, die *Basisfertigkeiten* wie beispielsweise *kommunikative Fähigkeiten* zu stärken, um somit die *Handlungskompetenzen* zu erhöhen. Damit die Kinder in der Lage sind, sozial kompetente Verhaltensweisen auszuwählen, ist es darüber hinaus wichtig, die *Selbstwirksamkeitserwartung* zu stärken.

Handlungsausführung
Im letzten Schritt kommt es zur Ausführung der ausgewählten Handlungsalternativen. Aufgrund einseitiger Wahrnehmung und Handlungsplanung folgen die Kinder mit AD(H)S nun ungehemmt (defizitäre Verhaltensinhibition) ihren spontanen Handlungsimpulsen, mit deren Ausführung sie sich maximalen kurzfristigen Nutzen erhoffen. Ein Abgleich mit den Bedingungen der Umgebung oder den Bedürfnissen der Mitmenschen hat vorher nicht stattgefunden. So kann es mitten im friedlichen »Mensch-ärgere-Dich-nicht-Spiel« zu einem Wutanfall kommen oder dazu, dass ein Kind mitten im Diktat aufspringt, um seinem Flummi hinterherzulaufen, der ihm aus der Tasche gerollt ist. Auch plötzliches Grimassenschneiden während einer stillen Leserunde oder das Kneifen in den Arm eines vorbeischlendernden Kindes sind Beispiele solcher spontanen sozial inkompetenten Verhaltensweisen.

Über die reine Ausführung des Verhaltens hinaus gelingt es den Kindern mit AD(H)S im nächsten Schritt auch nicht, die Wirkung ihres eigenen Handelns einzuschätzen und die Reaktionen der Umgebung wahrzunehmen und angemessen zu deuten.

In der Regel erleben sie ihr Verhalten als Erfolg und sehen keinen Anlass, ihr Verhalten in Zukunft zu revidieren. Feedback, das dazu führen könnte, in nachfolgenden Situationen Informationen aus der Umgebung stärker zu berücksichtigen, wird kaum wahrgenommen.

Auch die letzte Phase der Verarbeitung wird anhand des Beispieles von Thomas veranschaulicht:

Beispiel Thomas (3):

> Während die meisten Klassenkameraden von Thomas aufmerksam den Unterricht verfolgen, um möglichst keine Hinweise für die bevorstehende Klassenarbeit zu verpassen, ist Thomas eifrig dabei, aus dem roten Kerzenwachs kleine Kanonenkügelchen zu formen. Voller Vorfreude baut er alle Wurfgeschosse vor sich auf, so lange, bis alles flüssiges Wachs verbraucht ist und endlich der Zeitpunkt gekommen ist… Genüsslich nimmt er das erste Kügelchen zur Hand, legt es auf seinen Daumen und schnipst es mit voller Wucht direkt in den Nacken seines verhassten Vordermannes Johannes! Volltreffer: Das Wurfgeschoss hat seine Wirkung nicht verfehlt! Mit einem Aufschrei und blass vor Erschrecken dreht sich Johannes zu Thomas um. Genau der richtige

Moment, um zwei weitere Geschosse »losfliegen« zu lassen. Noch ein Erfolg: Eines landet genau auf seiner Stirn und eines am Hals! Siegesgewiss wirft er nun noch die anderen Kügelchen auf ihn und beobachtet ruhig und zufrieden, wie Johannes schreiend und wild gestikulierend vor Wut rot anläuft. Endlich hat er bekommen, was ihm zusteht. Alle schauen auf Thomas! Dass die Lehrerin völlig aufgebracht auf Thomas zurennt, seinen Arm fast zerquetscht, ihn übelst beschimpft und ihm die Kerze wegnimmt, kann er nach diesem Triumph eigentlich gar nicht verstehen, sie war ja am Vormittag nicht dabei! Aber was soll's, er hat ja bekommen, was er wollte, und: »Was wissen Erwachsene schon? …«

Kinder mit AD(H)S zeigen also in der Phase der Handlungsausführung spontane Verhaltensweisen, die sofortigen Nutzen versprechen. Aufgrund ihrer Defizite gelingt es ihnen nicht, ihre Verhaltensweisen zu reflektieren.

Folgen sozial inkompetenter Verhaltensweisen

Das Hauptproblem, dass sich die Kinder mit AD(H)S durch die unmittelbaren Verstärker oft in ihrem impulsiven unreflektierten Verhalten bestätigt sehen, führt dazu, dass die Auftretenswahrscheinlichkeit ähnlicher Verhaltensweisen in zukünftigen Situationen steigt.

Wie in einem Regelkreismodell werden die vorhergehenden Stufen der Verarbeitung durch diese letzte Phase wiederum beeinflusst. Werden zukünftige Folgen und negative Reaktionen der Mitmenschen nicht wahrgenommen und ist die Reflexionsfähigkeit der Kinder eingeschränkt, so besteht für sie auch in nachfolgenden Situationen kein Anlass, vermehrt auf die Bedürfnisse der Umgebung zu achten. Es kommt somit nicht zu einer Verbesserung der Wahrnehmung dahingehend, dass alle relevanten Informationen in den Fokus genommen werden.

Die Prozesse der Zielfindung werden sich in der Folge ebenfalls nicht optimieren. Auch an dieser Stelle haben die Kinder keinen Anlass, längerfristige Ziele zu berücksichtigen.

Und letztendlich führen die erlebten positiven Konsequenzen der spontan gezeigten, oft sozial inkompetenten Verhaltensweisen dazu, dass diese in nachfolgenden Situationen erneut als dominante Handlungsimpulse erscheinen. Zum Erlernen alternativer Verhaltensweisen wird keine Notwendigkeit erkennbar. In der Folge bleibt die Auswahl an Verhaltensweisen in der Phase der Handlungsplanung gering. Das

Tabelle 3: Folgen und Therapiebedarf

Therapiephase 1: Wahrnehmung/Zielfindung		
AD(H)S-typische Verarbeitungsmuster	**Folgen AD(H)S-typischer Verarbeitung**	**Therapiebedarf**
▪ Fokussierung kurzfristiger interessanter Reize	▪ Situation wird nicht in ihrer Komplexität erfasst ▪ Wünsche und Bedürfnisse anderer werden nicht wahrgenommen ▪ Unzureichende Beachtung von sozialen Werten und Normen ▪ Längerfristige Folgen werden nicht berücksichtigt	▪ Emotionsregulation ▪ Selbstwahrnehmung ▪ Fremdwahrnehmung ▪ Perspektivenübernahme ▪ Empathieförderung ▪ Aktivierung vorhandener Wissensstrukturen ▪ Auswahl sozial akzeptierter Ziele
Therapiephase 2: Handlungsplanung		
AD(H)S-typische Verarbeitungsmuster	**Folgen AD(H)S-typischer Verarbeitung**	**Therapiebedarf**
▪ Vorbereitung von Verhaltensweisen, die schnellen Nutzen versprechen	▪ Kein Erlernen neuer Verhaltensweisen ▪ Keine Verbesserung der Handlungskompetenzen ▪ Keine Internalisation von sozialen Werten und Normen	▪ Erweiterung des Verhaltensrepertoires ▪ Handlungskompetenzen
Therapiephase 3: Handlungsausführung		
AD(H)S-typische Verarbeitungsmuster	**Folgen AD(H)S-typischer Verarbeitung**	**Therapiebedarf**
▪ Umsetzung dominanter Handlungsimpulse	▪ Bestätigung für impulsives Verhalten ▪ Reflektieren des Verhaltens nicht umfassend ▪ Keine Rückschlüsse auf zukünftige Situationen ▪ Beeinträchtigung aller Phasen der Verarbeitung	▪ Selbstwirksamkeitserwartung ▪ Selbstwert ▪ Aufbau pro-sozialen Verhaltens

zur Verfügung stehende Handlungsrepertoire wird auch für zukünftige Situationen nicht um sozial kompetente Verhaltensweisen erweitert!

Eine nach Crick und Dodge (1994) für die Auswahl von sozial kompetenten Verhaltensweisen entscheidend wichtige positive Selbstwirksamkeitserwartung kann sich nicht entwickeln, da diese, wie auch hohe Handlungskompetenzen bei sozial kompetenten Verhaltensweisen, erst im Laufe der Zeit als Folge vieler positiver Lernerfahrungen entstehen kann.

Die Folgen für die weitere Entwicklung der Kinder sind weitreichend und vielseitig. Im »optimalsten« Fall stoßen sie durch ihr Verhalten lediglich auf Erstaunen und Unverständnis der Umgebung. Oft ist es jedoch so, dass sie mit ihrem Verhalten soziale Normen oder Werte missachten oder persönliche Grenzen überschreiten, was bei den Mitmenschen Ärger hervorruft. Wiederholen sich derartige Verhaltensweisen, so steigt die Gefahr der Ablehnung.

Therapeutisches Ziel muss es sein, die Auftretenswahrscheinlichkeit sozial inkompetenter, impulsiver Verhaltensweisen zu verringern und *sozial kompetente Verhaltensweisen zu fördern* sowie die *Selbstwirksamkeitserwartung* in Bezug auf diese Verhaltensweisen zu erhöhen.

Therapeutischer Bedarf besteht darüber hinaus darin, zu lernen, eigene Verhaltensweisen kritisch zu *evaluieren* und auch die langfristigen Folgen zu berücksichtigen.

Im nächsten Teil werden nun konkrete Übungen vorgestellt, die dem Aufbau sozialer Fertigkeiten dienen. Sie sind nach thematischen Schwerpunkten gegliedert, wobei sich die Reihenfolge an der Theorie zur sozial kognitiven Informationsverarbeitung orientiert. Ein jedes Kapitel beginnt mit einem Fallbeispiel und einer kurzen theoretischen Einführung, um zu verdeutlichen, für welche Kinder die nachfolgend dargestellten Übungen sinnvoll sind. Mit dem Ziel, die Auswahl der Übungen, abgestimmt auf die Bedürfnisse der Gruppe, zu erleichtern, folgt ebenfalls vor den Übungen eine Übersichtstabelle mit Angaben zum Ziel der Übung, Gruppengröße und Dauer.

Folgende Symbole erleichtern das Verständnis der Übungen:

Symbole für verschiedene therapeutische Methoden:

	Spiele/Wettkämpfe: Thematische Einstiege werden durch Spiele und Wettkämpfe erleichtert. Durch erhöhten Anreizcharakter wird die Motivation der Kinder gestärkt. Der spielerische Charakter dient dazu, Hemmungen abzubauen, sodass es den Kindern leichter fällt, auch persönlich relevante Inhalte zu thematisieren.
	Rederunden: Kognitiver/edukativer Einstieg in entsprechende Themen durch Rederunden. Durch Erfahrungsaustausch wird die persönliche Relevanz der Themen deutlich. Es kann darüber hinaus wichtiges Einstiegswissen vermittelt werden.
?	*Rätsel:* Thematischer Einstieg durch Rätsel. Motivierender Einstieg, der zum Nachdenken anregt.
	Kreativaktion: Gestalterische, kreative Annäherung an die therapeutischen Inhalte. Ermöglicht eine ganzheitliche intensive Auseinandersetzung mit den Themen, indem neben kognitiven Aspekten auch emotionale und körperliche Aspekte aktiviert werden.
	Rollenspiel/Theaterspiel: Eine Vertiefung therapeutischer Inhalte durch Rollenspiele ermöglicht eine alltagsnahe intensive Auseinandersetzung mit den Themen. Verhaltensweisen werden direkt geübt und begleitende Emotionen aktualisiert. Die Wahrscheinlichkeit, erprobte Verhaltensweisen auch im Alltag zu zeigen, steigt nach Rollenspielen deutlich an, sodass ein hoher Lerneffekt besteht. Darüber hinaus wird auch Selbstsicherheit gefördert.
	Arbeitsblatt: Vertiefung der therapeutischen Inhalte durch eigene Darstellung auf einem Arbeitsblatt. Erleichtert Erinnerung und dient so gleichzeitig dem Alltagstransfer und dem Einbezug der Eltern dadurch, dass sie Informationen über die therapeutischen Inhalte nachlesen können.
☺	*Freispielzeit:* Indem die Kinder mit anderen Kindern der Gruppe »frei« in Interaktion treten müssen, werden soziale Fertigkeiten direkt angewandt und können durch Therapeutin oder Therapeut direkt korrigiert werden.
①	*Punktevergabe:* Förderung und Verstärkung von sozial kompetentem Verhalten.
	Hausaufgabe: Um den Alltagstransfer zu erleichtern und Lerneffekte zu vergrößern, werden den Kindern vertiefende Aufgaben mitgegeben, die sie zwischen den einzelnen Stunden erledigen sollen.

Hinweis für die Therapeutinnen und Therapeuten:

	Vorbereitung: Hinweise für den Therapeuten oder die Therapeutin zur Vorbereitung auf die Übung oder Sitzung.

Folgende Abkürzungen werden verwendet:
AB = Arbeitsblatt, ABT = Arbeitsblatt Team, HA = Hausaufgabe, M = Material.

Teil B Gruppenübungen

4. Gruppenübungen zu Selbst- und Fremdwahrnehmung

4.1 Fallbeispiel/Hintergrund

Es hat bereits zum zweiten Mal geläutet. Die meisten Kinder der Klasse 3a sitzen bereits im Morgenkreis. Etwas verspätet trottet Luca (8 Jahre, ADS) nach der Pause in das Klassenzimmer. Sein Magen knurrt, er hat vergessen, sein Pausenbrot mit nach draußen zu nehmen. Er geht zu seiner Schultasche und sucht. Wo ist es denn? Vielleicht in der Sporttasche? Er räumt seine Sportschuhe aus, dann sein T-Shirt. Wie ärgerlich, es ist nirgends zu finden. Das leise Tuscheln der Klasse »Typisch Luca, immer müssen wir auf ihn warten ...« nimmt er gar nicht wahr. Er sucht verzweifelt sein Pausenbrot und hat inzwischen seine halbe Schultasche ausgepackt. Erst die dritte, schon sehr laute und genervte, Aufforderung des Lehrers dringt entfernt in sein Ohr: »Luca, nun komm gefälligst sofort her. Wir warten alle auf dich!« – Warum schimpft er immer nur mit mir? Ich suche doch nur mein Pausenbrot... denkt sich Luca zornig und schreit den Lehrer an: »Lass mich in Ruhe, ich habe doch gar nichts gemacht.«

Hintergrund der Sitzung:
Oft scheitert soziales Miteinander an der mangelnden Fähigkeit zur Fremdwahrnehmung. Gelingt es Kindern nicht, von eigenen Bedürfnissen und Wünschen wegzusehen, werden wichtige Signale aus dem Umfeld nicht wahrgenommen und finden somit im Verhalten auch keine Berücksichtigung. Unbeabsichtigt kommt es dazu, dass Normen, ungeschriebene Gesetze und Regeln, aber auch persönliche Grenzen von Mitmenschen übersehen und somit gebrochen werden. Dies führt unweigerlich zu Konflikten und stößt auf Unverständnis der Beteilig-

ten. Das Beispiel von Luca zeigt, dass er ohne provokanten Hintergedanken sein Pausenbrot holen wollte. Er war fokussiert auf seine eigenen Wünsche und Bedürfnisse und hatte weder den Lehrer noch die Schüler im Blick. Die für ihn völlig selbstverständliche und harmlose Handlung wird von dem Lehrer als sich ständig wiederholende ignorante Provokation verstanden.

Um solchen Konflikten zu entgehen, ist es wichtig, dass die Kinder lernen, ihre Umgebung gut wahrzunehmen. Dies kann nur dann geschehen, wenn die Kinder in der Lage sind, ihre Wahrnehmung auf ihr Gegenüber zu fokussieren. – Mit wem habe ich es gerade zu tun? Wie ist diese Person? Was will sie? Wichtig ist es also, dass Kinder lernen, ihre Mitmenschen wahrzunehmen und gleichzeitig auch Normen, unausgesprochene Regeln und Gepflogenheiten.

Sozial kompetentes Verhalten kann gezeigt werden, wenn es den Kindern gelingt, sowohl ihre eigenen Ziele als auch die Ziele ihres Gegenübers zu berücksichtigen. Wichtig ist daher, neben der Fremdwahrnehmung auch die Eigenwahrnehmung der Kinder zu fördern.

Therapieziele:
Förderung von Selbst- und Fremdwahrnehmung

4.2 Überblick: Übungen Selbst- und Fremdwahrnehmung

Übung **Ziel**		**Alter**	**Gruppengröße**	**Ziel**	**Zeit** **Min.**
»Du bist … ich bin …«		8–13	3–5 (5–25)	Einstieg Selbstwahrnehmung Fremdwahrnehmung	5 (10)
Steckbrief		8–13	1–25	Vertiefung Selbstwahrnehmung Selbstsicherheit Fremdwahrnehmung	5
»Alle, die …«		8–13	3–25	Vertiefung Fremdwahrnehmung Selbstwahrnehmung	5–10

Übung Ziel		Alter	Gruppen- größe	Ziel	Zeit Min.
Reporter	☼	8–13	3–10 (10–25)	Vertiefung Fremdwahrnehmung Selbstsicherheit	10
Rätsel- Malen	☼	8–13	3–10 (10–25)	Vertiefung Fremdwahrnehmung Selbstwahrnehmung	10
Hut-Tausch	☼	8–13	3–5	Vertiefung Fremdwahrnehmung Perspektiven- übernahme Empathie	10
Mit ande- ren Augen	⌂	8–13	1–25	Alltagstransfer Fremdwahrnehmung Perspektiven- übernahme Empathie	2
Steckbrief	⌂	8–13	1–25	Alltagstransfer Fremdwahrnehmung	2

4.3 Spiel: Du bist … ich bin …

Methode: Spiel	Vorbereitung: ✓ Stuhlkreis

Beschreibung/Ziele:

Im Rahmen der Anfangsrunde stellen sich die Kinder selber vor (sie nennen ihren Namen, wie es ihnen geht und warum es ihnen so geht) und wiederholen die Aussagen der Personen, die vor ihnen an der Reihe waren. Durch die Aussagen über sich selbst lernen die Kinder, ihre Gefühle wahrzunehmen, während sie durch das Wiederholen der Aussagen der anderen Fremdwahrnehmung üben. Diese Übung eignet sich als Einstiegsübung für alle Gruppenstunden.

Wörtliche Instruktion:
In dem Spiel, das wir jetzt spielen, geht es darum, den anderen Kindern gut zuzuhören. Es kommen nacheinander alle Kinder dran. Jedes Kind, das an der Reihe ist, erzählt den anderen:

a) Wie es heißt
b) Wie es ihm geht
c) Warum es ihm so geht

Bevor ihr eure Sätze sagt, wiederholt ihr das, was die Kinder vor euch gesagt haben. Die letzten Kinder in der Runde haben es etwas schwerer, aber macht euch keine Sorgen, wir helfen uns gegenseitig.

Anmerkungen:
- Um das Prinzip zu zeigen, ist es hilfreich, wenn Sie mit der Runde beginnen. Sofern die Übung bei den Kindern bekannt ist, ist es sinnvoll, das »schwächste« Kind beginnen zu lassen.
- Um mögliche Angst vor Blamage zu reduzieren, ist es wichtig, beim Zögern der Kinder schnell zu helfen. Sie loben die Kinder dafür, dass sie sich so viel über die anderen merken können.
- *Alternativen:* Bei sehr großen Gruppen (größer als 10) kann es sinnvoll sein, die Gruppe entweder zu teilen oder nach 5 – 10 Kindern mit dem Wiederholen neu zu beginnen. Die folgenden Kinder wiederholen dann nicht mehr alles, sondern lediglich die Aussagen der Kinder ab der Mitte.

4.4 Arbeitsblatt: Steckbrief

Methode: Arbeitsblatt	Vorbereitung: ✓ AB 01 Steckbrief ✓ Stifte

Beschreibung/Ziele:
Die Kinder füllen einen Steckbrief von sich selbst aus und stellen diesen den anderen Kindern vor. Schwerpunkt ist hierbei die Förderung der Selbstwahrnehmung, indem sich die Kinder ihrer Eigenschaften und Besonderheiten bewusst werden. Durch die Vorstellung wird Selbstsicherheit gefördert und gleichzeitig die Fremdwahrnehmung geschult.

Wörtliche Instruktion:
Jeder von uns hat ganz besondere Eigenschaften, die die anderen nicht haben. Damit wir mehr voneinander erfahren, bekommt jedes Kind einen Steckbrief, auf dem ihr einiges über euch aufschreiben oder aufmalen sollt.

Hinterher stellt ihr den anderen eure Steckbriefe vor, und wir hängen sie auf.

Anmerkung:
- *Alternative:* Sie können die Steckbriefe auch ohne Namen ausfüllen lassen. Die Kinder der Gruppe raten dann, welcher Steckbrief zu wem passt.

4.5 Spiel: »Alle, die ...«

Methode: Spiel	Vorbereitung: ✓ Stuhlkreis (mit fehlendem Stuhl)

Beschreibung/Ziele:
Bei dem Spiel »Alle, die ...« sitzen die Kinder in einem Stuhlkreis, in dem ein Stuhl fehlt und somit ein Kind ohne Platz in der Mitte steht. Dieses Kind fordert alle Kinder, die ein bestimmtes Merkmal haben, auf, die Plätze zu wechseln. Während die Kinder die Plätze wechseln, versucht es selber einen Platz zu bekommen. Spielerisch lernen die Kinder Merkmale und Eigenschaften der anderen kennen (Fremdwahrnehmung), während sie gleichzeitig auch sich selber reflektieren.

Wörtliche Instruktion:
Nun wollen wir ein Spiel spielen, in dem ihr noch mehr übereinander erfahrt. Das Spiel heißt: »Alle, die ...« Hierbei sitzen wir alle in einem Kreis, aber es gibt einen Stuhl zu wenig. Ein Kind steht also in der Mitte und versucht, einen Platz zu bekommen. Es sagt dann: »Alle, die ... zum Beispiel Spaghetti mögen, tauschen die Plätze.« Sobald die Kinder aufstehen, sucht es sich schnell einen Stuhl, sodass ein anderes Kind in der Mitte stehen darf. Dieses denkt sich dann den nächsten Satz aus. Eine wichtige Regel ist, dass niemand auf seinen eigenen Platz zurück darf.

Anmerkungen:

- Stellen Sie das »in der Mitte stehen« als Privileg dar, um mögliche Angst davor abzubauen.
- Nach einigen Runden können Sie den Fokus auf emotionale Themen richten, indem Sie selber in die Mitte gehen und Sätze sagen wie: »Alle, die auch schon einmal wütend waren ...«
- Manchmal kommt es vor, dass einzelne Kinder immer in die Mitte wollen und extra langsam antworten oder im Gegenteil so langsam sind, dass sie immer in die Mitte kommen. In diesen Fällen ist es sinnvoll, die Übung so abzuwandeln, dass Sie die Kinder bestimmen, die in die Mitte »dürfen«.
- *Alternative:* Dieses Spiel eignet sich auch hervorragend zur Einführung von spezifischen Themen wie z. B. Angst oder Stärken/Schwächen ... Die Runden würden sich dann immer auf dieses Thema beziehen. (Alle, die Angst vor Spinnen haben ..., Alle, die Angst vor schlechten Noten haben ...)

4.6 Aktion: Reporter

☼ Methode: Aktion	Vorbereitung: ✓ M 01 Fragenvorlage

Beschreibung/Ziele:

Die Kinder bilden Zweiergruppen, interviewen sich gegenseitig und stellen ihren Interviewpartner den anderen Kindern vor. Durch das Interview wird die Fremdwahrnehmung und durch die Vorstellung die Selbstsicherheit gefördert.

Wörtliche Instruktion:

Nun werden wir zu Reportern. Ich teile euch in Zweiergruppen, und ihr stellt euch gegenseitig Fragen. Wenn ihr genug über den anderen herausgefunden habt, z. B. was er gerne macht, wie viele Geschwister er hat, was er gar nicht mag ..., macht ihr, wie echte Reporter, eine Reportage daraus und stellt uns euren Interviewpartner vor.

Anmerkungen:

- Falls den Kindern keine Fragen einfallen, geben Sie mehrere Themen vor: Name, Alter, Familie, Lieblingsfächer in der Schule, Hobbys, Lieblingsessen ...
- *Alternative:* Bei größeren Gruppen (> 10) macht es aus zeitlichen Gründen oft Sinn, die Vorstellung in der Gruppe auf einzelne Paare zu beschränken.
- *Alternative:* Ältere Kinder finden mitunter die Idee, »Reporter« zu sein, albern. Dennoch eignet sich die Übung hervorragend gerade auch für ältere Kinder. Sie kann auch einfach Partnerinterview genannt werden.

4.7 Aktion: Rätsel-Malen

Methode: Aktion	Vorbereitung: ✓ AB 01a Rätsel-Malen ✓ Buntstifte

Beschreibung/Ziele:

Bei der Übung Rätsel-Malen bekommen die Kinder die Aufgabe, sich gegenseitig zu interviewen und ein Bild von ihrem Gegenüber zu malen. Die Bilder werden anschließend in der Großgruppe nacheinander aufgedeckt. Der Rest der Gruppe beschreibt, was sie auf dem Bild erkennt und rät, wen das Bild darstellen soll. Ziel der Übung ist es, im Einzelkontakt sein Gegenüber wahrzunehmen und sich durch das Malen intensiv mit dem Kind auseinanderzusetzen. Auch das Erraten in der Großgruppe fördert die Fremdwahrnehmung.

Wörtliche Instruktion:

Für die Aktion »Rätsel-Malen« brauchen wir Teams von jeweils zwei Personen. Ihr verratet dem anderen einiges von euch und malt dann ein Bild über das Kind, das ihr befragt habt. Ihr könnt zum Beispiel die Hobbys malen oder was es mag.

Später legen wir die Bilder dann in die Mitte und raten, welches Bild wen darstellt. Daher müsst ihr euch auch ganz leise unterhalten, damit die anderen Gruppen euch nicht hören.

Jetzt, wo alle wieder im Kreis zusammensitzen, decke ich die Bilder nacheinander auf. Die Teams, die wissen, wer auf dem Bild zu sehen ist, dürfen natürlich nichts verraten. Hier ist das erste Bild. Was erkennt ihr auf dem Bild? Welches Kind aus unserer Runde könnte diese Hobbys oder Merkmale haben?

Wenn eure Bilder erraten sind, bekommt ihr das Bild, das das andere Kind für euch gemalt hat.

Anmerkungen:

- Betonen Sie, dass es nicht darum geht, besonders schöne Bilder zu malen.
- Loben Sie die Kinder dafür, dass sie viel über die anderen Kinder erfahren haben und ggf. auch schon viel über die anderen wissen, sodass sie richtig raten.
- *Alternative:* Bei mehr als 10 Kindern sollten die Bilder nicht alle vorgestellt werden.

4.8 Aktion: Hut-Tausch

Methode: Aktion	Vorbereitung: ✓ M 02 Hut-Tausch ✓ 3 Hüte (mit Namen beschriftet)

Beschreibung/Ziele:

Sie lesen Alltagsszenen vor, in denen 3 Personen vorkommen. Den Kindern wird jeweils eine Person zugeteilt. Um diese Rollenverteilung deutlich zu machen, setzen Sie den Kindern beispielsweise einen gebastelten Hut auf, auf dem der Name steht. Nachdem Sie die kurzen Szenen vorgelesen haben, sollen die Kinder die Szene aus der Sicht der jeweiligen Person beschreiben. Hierfür stellen Sie den Kindern vier Fragen. Die Kinder lernen in dieser Übung, sich in die anderen Personen hineinzuversetzen.

Wörtliche Instruktion:
Ich werde euch gleich kleine Geschichten vorlesen. In den Geschichten kommen immer 3 Personen vor: Die Lehrerin Frau Sanders und der Schüler Simon und die Schülerin Johanna. Jede dieser Personen sieht das, was passiert, mit »anderen Augen«. Ihr bekommt jetzt Hüte von mir. Da stehen jeweils die Namen der Personen drauf. Ihr sollt euch dann vorstellen, ihr wärt diese Person. Am Ende sollt ihr die Geschichte aus Sicht der Person erzählen. Wenn ich z. B. den Hut der Lehrerin aufhabe, erzähle ich, wie ich die Situation als Lehrerin erlebt habe.

➡ Nachdem Sie Hüte verteilt haben, lesen Sie die erste Geschichte vor:

Geschichte 1
Die Kinder warten vor dem Klassenzimmer. Die erste Stunde beginnt in zwei Minuten. Johanna hat gestern ein neues Fahrrad geschenkt bekommen. Sie ist auf der Suche nach ihrer Freundin Lisa. Simon hat seine Mathehausaufgabe nicht fertig gemacht. Frau Sanders kommt aus dem Lehrerzimmer und schließt das Klassenzimmer auf.

Nun schauen wir uns die Geschichte als Erstes aus der Sicht von Frau Sanders an. ... erzähle uns: 1. Was macht Frau Sanders? 2. Was will Frau Sanders erreichen? 3. Was denkt sich Frau Sanders? 4. Wie fühlt sich Frau Sanders?

Nun interessiert uns die Sicht von Simon:
1. Was macht Simon? 2. Was will Simon erreichen? 3. Was denkt sich Simon? 4. Wie fühlt sich Simon?

Und nun die Sicht von Johanna:
1. Was macht Johanna? 2. Was will Johanna erreichen? 3. Was denkt sich Johanna? 4. Wie fühlt sich Johanna?

Bei der nächsten Geschichte tauscht ihr die Rollen. Ihr gebt euren Hut einfach eine Person weiter.

Geschichte 2
Die Schulklasse von Simon und Johanna plant einen Klassenausflug. Wo soll es hingehen, fragt die Lehrerin Frau Sanders. Johanna hat letzte Woche beim Sport ihren Arm gebrochen. Wir könnten ins Kino gehen, schlägt sie vor. Simon, der ein absolut begeisterter Schwimmer ist, schlägt das Freibad vor.

Geschichte 3
Die Klasse von Frau Sanders hat Sportunterricht. Es ist kurz vor Stundenende. Frau Sanders hat die Kinder schon zweimal aufgefordert, die Sportgeräte aufzuräumen. Simon spielt noch begeistert mit einigen Jungen Fußball. Johanna und Lisa sitzen auf der Bank, sie durften heute beim Sport nicht mitmachen.

Anmerkungen:

- Ermutigen Sie die Kinder, sich kleine Geschichten zu den Personen auszudenken, die möglicherweise auch über die Ausgangssituation hinausgehen: z. B. könnte Frau Sanders in der ersten Geschichte sehr gestresst sein, weil sie verschlafen hat und Arbeitsblätter für den Unterricht noch nicht kopiert hat …
- Wecken Sie die Kreativität der Kinder, indem Sie Beispiele geben, oder die ganze Gruppe fragen, wenn einzelnen Kindern nichts einfällt.

4.9 Alltagstransfer: Mit anderen Augen sehen

Methode: Alltagstransfer	Vorbereitung: ✓ HA 01 Mit anderen Augen ✓ Stifte

Beschreibung/Ziele:
Die Kinder bekommen ein Arbeitsblatt, auf dem sie eine Situation aus Sicht einer anderen Person beschreiben sollen und somit Perspektivenübernahme anwenden. Sie legen die Situation und Person mit dem Kind schon im Vorfeld gemeinsam fest.

Wörtliche Instruktion:
Zu Hause sollt ihr eine Situation aus Sicht einer anderen Person beschreiben. Dafür bekommt ihr ein Blatt, auf das ihr hier schon schreiben sollt, wen ihr in welcher Situation beschreiben möchtet.

Anmerkung:

- Sollte den Kindern nichts einfallen, schlagen Sie Standardsituationen vor: Ins Bett bringen aus Sicht der Mutter, Hausaufgabe aufgeben aus Sicht des Lehrers …

4.10 Alltagstransfer: Steckbrief

Methode: Alltagstransfer	Vorbereitung: ✓ HA 02a oder b Steckbrief

Beschreibung/Ziele:
Die Kinder bekommen ein Arbeitsblatt, auf dem sie einen Steckbrief für einen Freund oder eine andere Person ausfüllen sollen und somit ihre Fremdwahrnehmung trainieren. Legen Sie die Person mit dem Kind gemeinsam fest.

Wörtliche Instruktion:
Zu Hause sollt ihr einen Steckbrief für eine andere Person, z. B. einen Freund oder Geschwister, ausfüllen. Dafür bekommt ihr ein Blatt, auf das ihr hier schon schreiben sollt, für wen ihr es ausfüllt.

Anmerkungen:

- Sollten den Kindern keine Personen einfallen, können Sie Freunde, Eltern, Lehrer, Geschwister, Erzieher … vorschlagen.
- Es stehen im Download-Material* zwei Varianten als Arbeitsblätter zur Verfügung.

---

* Das Download-Material haben wir auf www.klett-cotta.de bereitgestellt. Geben Sie im Suchfeld auf unserer Homepage den folgenden Such-Code ein: OM89092

5. Gruppenübungen Gefühle I (Erkennen)

5.1 Fallbeispiel/Hintergrund

Juhu, endlich hat sie es geschafft. Bei dem Sportwettkampf hat Julia (9 Jahre, AD[H]S) am Vormittag eine Ehrenurkunde erhalten. Begeistert und übersprudelnd vor Freude kann sie kaum erwarten, es ihrer Mutter und Schwester zu erzählen. Im Treppenhaus angekommen, nimmt sie gleich zwei Stufen auf einmal. Auch das Türaufschließen kann gar nicht schnell genug gehen. »Mama, wo bist du?« Ah, sie sitzt im Zimmer der Schwester Sina (7 Jahre). Strahlend und triumphierend fällt sie der Mutter um den Hals! »Ich habe eine Ehrenurkunde, und im Laufen war ich die Schnellste von den Mädchen!« – »Schön, mein Schatz«, sagt die Mutter kurz und wendet sich wieder der Schwester zu. »Hey Mama, schau doch mal!«, bedrängt sie die Mutter. »Julia, warte einen kleinen Moment, du siehst doch, deine Schwester…« Sie lässt ihre Mutter gar nicht ausreden, sondern fällt ihr gleich noch einmal um den Hals! Da meldet sich die Schwester zu Wort: »Ach, hau doch ab mit deiner blöden Urkunde, Tienchen (ihr Meerschweinchen) ist tot.« Auf Bitte der Mutter hin geht Julia betrübt und verständnislos in ihr Zimmer. Warum freut sich keiner mit ihr? Immer diese blöde Sina! Voll Wut und Enttäuschung zerreißt sie ihre Urkunde. Dass sich Sina schon die ganze Zeit verzweifelt weinend in ihre Kissen vergraben hatte, war Julia gar nicht aufgefallen.

Hintergrund der Sitzung:
Was braucht der andere, was brauche ich? Um in sozialen Situationen angemessen reagieren zu können, ist es wichtig, diese beiden Aspekte gleichermaßen zu berücksichtigen. Einige Kinder sind überflutet von eigenen Gefühlen und streben eine sofortige Befriedigung ihrer Bedürfnisse an. Gefühle und Bedürfnisse anderer werden dadurch automatisch, ohne bösen Willen, zunächst vollkommen übersehen. In der Folge zeigen die Kinder Verhaltensweisen, die sich an

eigenen Bedürfnissen orientieren, sich in der Situation jedoch als unpassend erweisen. Andere Kinder oder Erwachsene fühlen sich missachtet, Grenzen werden überschritten und Regeln oder Normen nicht beachtet. Für die Kinder ist es daher wichtig, nicht nur die eigenen, sondern auch die Bedürfnisse anderer zu erkennen und diese zu berücksichtigen. Ein entscheidendes Hindernis dafür stellen eigene Emotionen dar. Die Kinder sind von ihren Gefühlen oft so vereinnahmt, dass es ihnen nicht gelingt, diese zu regulieren. Entscheidend ist es daher, nicht nur Bedürfnisse genauer kennenzulernen, sondern auch Gefühle bei sich und anderen differenzierter wahrzunehmen und diese regulieren zu können.

5.2 Überblick: Übungen Gefühle I (Erkennen)

Übung		**Alter**	**Gruppengröße**	**Ziel**	**Zeit Min.**
Rätsel: Gefühle	?	8–13	1–25	Einführung Gefühle	2
Gefühle erkennen	☼	8–13	1–25	Einführung Wahrnehmung Gefühle	5
Das Gefühl ohne Worte	🎖	8–13	3–10	Vertiefung Wahrnehmung Gefühle	10
AB Gefühle	✎	8–13	1–25	Vertiefung Wahrnehmung Gefühle	5
Bedürfnisdetektivspiel	🎖	8–13	3–5	Einführung Vertiefung Wahrnehmung Bedürfnisse	15
AB Bedürfnisse	✎	8–13	1–25	Vertiefung Wahrnehmung Bedürfnisse Pro-soziales Verhalten	5

▶

Übung		Alter	Gruppengröße	Ziel	Zeit Min.
Freude machen		8–13	1–25	Alltagstransfer Bedürfnisse Pro-soziales Verhalten	2
Gefühlsbilder		8–13	1–25	Alltagstransfer Gefühle	2

5.3 Rätsel: Gefühle

? Methode: Rätsel	Vorbereitung: ✓ Rätsel

Beschreibung/Ziele:
Sie führen das Thema Gefühle durch ein kurzes Rätsel ein.

Wörtliche Instruktion:
Das Thema, um das es heute geht, dürft ihr erraten. Ich stelle euch ein Rätsel:

Niemals in deinem Leben
weich ich von deiner Seit.
Du liebst mich oder hasst mich,
du spürst mich alle Zeit.

Wer bin ich? Wer sind wir?

Anmerkung:
- Finden die Kinder die Lösung nicht, können Sie ihnen Tipps geben, indem Sie fragen, was sie spüren oder fühlen.

5.4 Aktion: Gefühle erkennen

Methode: Aktion	Vorbereitung: ✓ M 03 Gefühlsbilder

Beschreibung/Ziele:
Sie führen in das Thema Wahrnehmung von Gefühlen ein, indem die Kinder Gefühle von Menschen erraten sollen, die auf Bildern abgebildet sind. Sie arbeiten heraus, dass sich Gefühle nicht nur durch Worte, sondern durch Mimik, Gestik und Körperhaltung ausdrücken. Ziel ist es, die Kinder für die Wahrnehmung von Gefühlen bei sich und anderen zu sensibilisieren und eine differenzierte Wahrnehmung anzuregen.

Wörtliche Instruktion:
Ich habe euch Bilder von Menschen mitgebracht, die sich unterschiedlich fühlen. Ihr dürft raten, welche Gefühle die Menschen haben. Wie fühlt sich die Person auf dem ersten Bild? Woran hast du es erkannt? Woran kann man erkennen, wie sich Menschen fühlen?

Anmerkungen:
- Wichtig ist, dass verschiedene Aspekte benannt werden, an denen sich Gefühle festmachen: Mimik, Gestik und Körperhaltung. Falls die Kinder diese nicht benennen oder Sie diese Aspekte noch verdeutlichen wollen, können Sie jeweils ein Gefühl beispielhaft vorführen (fröhlich – strahlen, traurig – gebückt nach unten schauen …).
- *Alternative:* Je nach Altersgruppe können Sie die Kinder auffordern, noch weitere verwandte Gefühle zu benennen und Beispiele aus ihrem eigenen Leben zu nennen, wann sie sich ähnlich gefühlt haben.

5.5 Spiel: Das Gefühl ohne Worte

Methode: Spiel	Vorbereitung: ✓ M 04 Gefühlskarten ✓ M 05 Gefühl ohne Worte Punkte ✓ Stift

Beschreibung/Ziele:
Sie erklären das Spiel, in dem die Kinder Gefühle pantomimisch darstellen und erraten sollen. Die Kinder ziehen zwei Gefühlskarten (1 rote Karte – negative Gefühle, 1 gelbe Karte – positive Gefühle) und spielen die Gefühle vor. Sie loben die Kinder sowohl fürs Spielen als auch fürs Raten und vergeben Punkte. Sie sollen die Gefühle zum einen bewusst erleben und diese bei anderen wahrnehmen.

Wörtliche Instruktion:
Nun spielen wir ein Spiel, das heißt »Gefühle ohne Worte«. Jeder von euch darf nacheinander zwei Gefühlskarten ziehen und diese Gefühle ohne Worte vorspielen. Die anderen Kinder sind Detektive und raten, welche Gefühle gespielt werden. Jeder, der ein Gefühl erraten hat, bekommt einen Punkt.

Anmerkungen:

- Manchmal kann es sinnvoll sein, die Kärtchen vor der Tür ziehen zu lassen, um mit dem Kind zu besprechen, was mit dem Gefühl gemeint ist und wie es am besten gespielt wird.
- Falls mehrere Kinder fast gleichzeitig das Gefühl erraten haben, ersparen Sie sich Diskussionen, wenn Sie Punkte großzügig auch an mehrere Kinder verteilen.
- *Alternative:* Bei älteren Kindern können Sie die Gefühlskärtchen auch mit den Kindern gemeinsam erstellen.

5.6 Arbeitsblatt: Gefühle

Methode: Arbeitsblatt	Vorbereitung: ✓ AB 02 Gefühle ✓ Stifte

Beschreibung/Ziele:
Die Kinder schreiben fünf geläufige Gefühle in die dafür vorgesehenen Kästchen und beschreiben, wie diese sich erkennen lassen.

Wörtliche Instruktion:
Hier schreiben wir nun fünf wichtige Gefühle auf. Auf die Striche darunter schreiben wir, wie sich die Gefühle erkennen lassen.

Anmerkung:
- Es sollten Gefühle genannt werden wie: Freude, Trauer, Angst, Wut, Nervosität …

5.7 Spiel: Bedürfnisdetektivspiel

Methode: Spiel	Vorbereitung: ✓ M 06 Bedürfnisdetektivspiel ✓ M 07 Punkte ✓ Stift

Beschreibung:
Sie erklären den Kindern den Begriff Bedürfnis und in der Folge das Bedürfnisdetektivspiel. Das Grundprinzip des Spieles besteht darin, dass jeweils ein Kind drei Aussagen über eigene Bedürfnisse (1. Runde) und Bedürfnisse anderer (2. Runde) trifft, von denen eine nicht wahr ist. Aufgabe der anderen Kinder ist es, als »Bedürfnisdetektive« die Lüge zu identifizieren. Die Kinder reflektieren, erkennen und benennen sowohl ihre eigenen Bedürfnisse als auch die der anderen.

Wörtliche Instruktion:

Einführung des Begriffs Bedürfnis:

Nun wird es spannend, denn wir werden jetzt zu Detektiven. Und nicht nur zu normalen Detektiven, sondern zu Bedürfnisdetektiven.

Wer von euch weiß, was ein Bedürfnis ist? ... Genau, ein Bedürfnis zeigt, was wir brauchen, damit es uns gut geht.

Und wer von euch weiß, was Detektive machen? ... Genau, sie finden etwas heraus, was vorher geheim war oder was man nicht sofort versteht oder sehen kann.

Bedürfnisdetektive sind also Menschen, die rausfinden, was andere oder sie selber brauchen, damit es ihnen gut geht. Sie entdecken also die Bedürfnisse von anderen und von sich selber!

Erklärung des Bedürfnisdetektivspieles:

In dem nächsten Spiel könnt ihr alle zu guten Bedürfnisdetektiven werden. Ich erkläre euch jetzt das Spiel:

Wir haben immer einen Erzähler, der drei Bedürfnisse von sich selber erzählt, wobei eines von denen nicht stimmt. Ihr vervollständigt dreimal den Satz, der hier unten auf dem Blatt steht: »Damit es mir gut geht, brauche ich...« Die anderen Kinder sind alle Bedürfnisdetektive und raten nacheinander, was die Lüge ist. Am Ende der Runde verrät uns der Erzähler, was die Lüge war, und alle, die richtig getippt haben, bekommen einen Punkt.

Wenn jeder einmal Erzähler war, machen wir eine zweite Runde! Dann lege ich einen neuen Satz in die Mitte.

Die zweite Runde ist etwas schwieriger. Denn jetzt sollt ihr sagen, was ein anderer braucht, damit es ihm gut geht. Meint ihr, ihr findet das heraus? Ihr habt doch sicher alle einen Tischnachbarn in der Schule, oder? Überlegt einmal kurz, was er oder sie brauchen könnte, damit es ihm oder ihr gut geht. Eigentlich funktioniert die Runde genau gleich, nur, dass der Erzähler jetzt den Satz »Damit es meinem linken Tischnachbarn gut geht, braucht er...« vervollständigt.

Anmerkungen:

- Der Begriff »Bedürfnis« ist für viele Kinder zunächst fremd, daher ist es hilfreich, die Kinder diesen Begriff wiederholt in eigenen Worten erklären zu lassen.
- Um den Kindern den Anfang zu erleichtern, sollten Sie selber mit der ersten Runde beginnen.

- Manchmal kommt es vor, dass ein Kind den anderen keine Punkte gönnt und beim Detektivspiel daher am Ende nicht die richtige Lüge verrät, sondern das als Lüge bezeichnet, was niemand geraten hat. Für diesen Fall kann die Regel eingeführt werden, dass das Kind dem Therapeuten oder der Therapeutin vorher die Lüge ins Ohr flüstert.

5.8 Arbeitsblatt: Bedürfnisse

Methode: Arbeitsblatt	Vorbereitung: ✓ AB 03 Bedürfnisse ✓ Stifte

Beschreibung:
Die Kinder bearbeiten das Arbeitsblatt, auf dem sie Bedürfnisse von sich aufschreiben und was sie tun können, damit die Bedürfnisse von anderen auch erfüllt werden. Dieses Arbeitsblatt eignet sich als Vertiefung vom Bedürfnisdetektivspiel, kann aber auch unabhängig davon verwendet werden. In dem Fall sollte der Begriff »Bedürfnis« gesondert eingeführt werden.

Wörtliche Instruktion:
Nun bekommt ihr ein Blatt, auf dem es noch einmal um Bedürfnisse geht.

Die erste Frage kennt ihr schon aus dem Bedürfnisdetektivspiel! Was kann ich tun, damit es mir gut geht?

Die nächste Frage ist etwas schwieriger, denn die hatten wir eben noch nicht: Was können andere tun, damit es dir gut geht?

Und als Letztes, was kannst du machen, damit es jemand anderem gut geht?

Anmerkungen:
- Legen Sie immer ein paar Buntstifte zurecht, damit Kinder, die schnell sind, das Arbeitsblatt ausmalen können.
- Fallen den Kindern anfangs keine Antworten ein, nennen Sie Beispiele: Frage 1: Gute Freunde, meine Eltern, meine Hobbys … Frage 2: Etwas mit mir unternehmen, zum Schwimmen gehen … Frage 3: Ihn einladen, ihm bei den Hausaufgaben helfen …

5.9 Alltagstransfer: Freude machen

Methode: Alltagstransfer	Vorbereitung: ✓ HA 03 Freude

Beschreibung:
Die Kinder sollen in der folgenden Woche einem anderen Menschen eine Freude machen und so die Bedürfnisse von anderen bewusst wahrnehmen. Ziel ist es, die Fremdwahrnehmung zu trainieren und pro-soziales Verhalten in die Tat umzusetzen.

Wörtliche Instruktion:
In der nächsten Woche sollt ihr jemand anderem eine Freude machen und später aufschreiben, was ihr gemacht habt.

Anmerkung:
- Falls es den Kindern an Ideen fehlt, können Sie in der Stunde mit Beispielen helfen.

5.10 Alltagstransfer: Gefühlsbilder malen

Methode: Alltagstransfer	Vorbereitung: ✓ HA 04 Gefühlsbilder

Beschreibung/Ziele:
Die Kinder sollen sich mit einem Gefühl noch einmal intensiver und auf andere Art und Weise auseinandersetzen, indem sie ein Bild gestalten, das dieses Gefühl für sie zum Ausdruck bringt.

Wörtliche Instruktion:
In der nächsten Woche sollt ihr euch eines der Gefühle, die wir heute besprochen haben, aussuchen und dazu ein Bild malen. Ihr könnt eine Situation malen, in der ihr dieses Gefühl hattet, oder euch überlegen, welche Farben und Formen für euch zu diesem Gefühl passen.

Anmerkungen:
- Sie können bereits in der Stunde mit den Kindern festlegen, zu welchem Gefühl sie zu Hause das Gefühlsbild gestalten wollen.

6. Gruppenübungen Gefühle II (Wut/Frust)

6.1 Fallbeispiel/Hintergrund

Matheunterricht 4. Stunde: Kleines Einmaleins – langweilig, so was kann den Zweitklässler Tim nicht vom Hocker reißen. Unruhig rutscht er auf dem Stuhl hin und her. Autos sind spannend, schnelle tolle Rennautos oder so was … aber Rechenaufgaben? Was kann man damit schon anfangen? Gut, dass das Klassenzimmer wenigstens an einer großen Straße liegt, so lohnt sich der Blick aus dem Fenster … viele Autos, die ununterbrochen vorbeifahren, und plötzlich: Tim traut seinen Ohren kaum … eine Sirene, er kennt es sofort … gebannt schaut er zum Fenster, und da ist es auch schon: Ein tolles rotes Feuerwehrauto düst vorbei. Begeistert springt er auf, um auch die Rücklichter noch lange beobachten zu können! Aber dann: Aua, was ist das? Ein harter Griff am Oberarm und laute harte Worte des Lehrers: »Tim, das ist nun das 7. Mal in der Stunde, dass du aufspringst, du setzt dich jetzt sofort hier an den Tisch neben mich und rechnest zur Strafe diese 20 Aufgaben. Erst dann verlässt du das Klassenzimmer.« Völlig schockiert und wütend entzieht sich Tim den »gemeinen Händen« des Lehrers: »Das mache ich ganz sicher nicht« – schreit er, rennt zu seinem Platz, schmeißt die Stifte runter, zerreißt sein Matheheft und kippt den Stuhl um. »Warum soll immer ich so viel rechnen. Ich hasse dich!«

Hintergrund der Sitzung:
Ein sicherer Umgang mit seinen eigenen Gefühlen ist eine wichtige Voraussetzung, um in sozialen Situationen angemessen reagieren zu können. Vielen Kindern gelingt es nicht, spontan erlebte Gefühle vorerst zurückzuhalten. Ungehemmt und in aller Heftigkeit werden diese Emotionen zum Ausdruck gebracht, was besonders bei negativen Gefühlen oft auf Unverständnis und Ablehnung der Umgebung stößt und somit Ausgangspunkt vieler Konflikte wird. Wichtig ist es also, dass die Kinder lernen, negative Gefühle und auch deren Vorboten zu

erkennen und diese steuern zu können. Ziel muss es sein, negativen Gefühlen wie Wut, Frust, Enttäuschung und Ärger auf eine Art und Weise Ausdruck zu verleihen, die weder für das Kind noch für seine Umgebung zerstörerisch oder schädlich ist.

Therapieziele:
Emotionsregulation, Selbstwahrnehmung, Erweiterung des Handlungsrepertoires

6.2 Überblick: Übungen (Wut/Frust)

Übung		**Alter**	**Gruppengröße**	**Ziel**	**Zeit Min.**
Wutbilder		8–13	1–25	Einführung Wut Emotionsregulation	15
Wutstern		8–10	1–10	Vertiefung Emotionsregulation Einführung Strategien	5
Gegen die Wut		8–10	1–25	Vertiefung Emotionsregulation Wut	5
Wutplakat		10–13	1–25	Vertiefung Emotionsregulation Einführung Strategien	15
Entspannung: Wutperlen		8–13	1–25	Entspannung Emotionsregulation Vertiefung Strategien	15
Wutperlen, Armbänder		8–13	1–25	Vertiefung Emotionsregulation Vertiefung Strategien	10
AB Wutperlen Bild		8–13	1–25	Vertiefung Emotionsregulation Vertiefung Strategien	5
AB Wutperlen, Sätze		8–13	1–25	Vertiefung Emotionsregulation Vertiefung Strategien	5

Übung		Alter	Gruppengröße	Ziel	Zeit Min.
Wut beobachten		8–13	1–25	Alltagstransfer Emotionsregulation Fremdwahrnehmung	2
Selbstbeobachtung Wut		8–13	1–25	Alltagstransfer Emotionsregulation Selbstwahrnehmung	2

6.3 Aktion: Wutbilder

Methode: Aktion	Vorbereitung: ✓ Fingerfarben ✓ Tischdecke ✓ Lappen… ✓ Papier

Beschreibung:
Sie führen den Begriff der Wut ein und lassen verschiedene Aspekte von Wut (körperlich, gedanklich, Verhalten, Gefühle) erarbeiten. Sie thematisieren die Folgen von Wut und zeigen auf, dass Wut oft zerstörerisch ist, für einen selber, für andere oder für Gegenstände. Die Kinder sollen dann mit Fingerfarben ein Wutbild malen, das ihren Emotionen Ausdruck verleiht. Das Gefühl der Wut wird aktualisiert und auf eine sozial-akzeptierte Weise ausgedrückt. Eine Form angemessener Emotionsregulation.

Wörtliche Instruktion:
Einführung des Begriffs Wut:
Heute geht es um das Thema Wut! Jeder von euch war sicher schon mal wütend! Wann wart ihr mal so richtig wütend? Wie fühlt ihr euch, wenn ihr wütend seid? Was kommen euch für Gedanken, wenn ihr wütend seid? Was tut ihr, wenn ihr wütend seid? Was tun andere, wenn sie wütend sind? Was sind die Folgen von Wut? Was kann kaputtgehen oder zerstört werden durch Wut?

Einführung: Wutbilder:

Damit wir die Wut noch etwas besser kennenlernen und uns an Momente, an denen wir wütend waren, besser erinnern können, wollen wir jetzt Wutbilder malen.

Ich habe Fingerfarben vorbereitet. Ihr sollt ein Bild malen, auf dem man die Wut richtig gut erkennen kann. Ihr könnt eine Situation malen, in der ihr wütend wart, Farben, die zu Wut passen, oder irgendwelche Zeichen oder Gegenstände, die euch zu Wut einfallen.

Meistens ist Wut ja nichts Schönes, und daher geht es auch bei den Wutbildern nicht darum, dass diese besonders schön sind. Malt einfach, was euch einfällt.

Anmerkungen:

- Wenn es den Kindern kindisch vorkommt, mit Fingerfarben zu malen, können Sie ihnen erklären, dass auch erwachsene Künstler oft Fingerfarben benutzen.
- Sollten die Kinder nach Pinseln fragen, weil es ihnen erst mal zu »ekelig« ist, die Finger zu benutzen, machen Sie ihnen Mut, einfach zu beginnen, legen Sie Papiertücher zurecht und erklären Sie, dass die Farbe mit Wasser leicht auszuwaschen geht.
- Oft ist es motivierend, wenn auch Sie mitmalen. Dann ist es allerdings sinnvoll, etwas zeitversetzt zu beginnen, sodass die Kinder ihre eigenen Motive bereits gewählt haben.

6.4 Spiel: Wutstern

Methode: Spiel	Vorbereitung: ✓ M 08a Wutstern ✓ Zacken ausschneiden ✓ Stift

Beschreibung:

Sie erarbeiten mit den Kindern, dass die Folge von Wut oft zerstörerisch ist, wobei sich die Zerstörung auf das Kind selber, auf Mitmenschen oder Gegenstände beziehen kann. Nachdem Sie den symbolischen Wutanfall (Stern, M 08a) in die Mitte gelegt haben, erarbeiten Sie mit den Kindern, wie diese mit Wut umgehen können, sodass nichts zerstört wird. Jeden Lösungsansatz schreiben Sie auf eine der vorher auf einem Extrapapier ausgeschnittenen »Zacken« und legen diese auf die entsprechende Stelle vom Wutanfall. Das theoretische Verhaltensrepertoire der Kinder wird erweitert – eine wichtige Voraussetzung zur verbesserten Emotionsregulation.

Wörtliche Instruktion:
Nun, da wir uns erinnert haben, wie sich Wut anfühlt und wie sie entsteht, wollen wir zusammen überlegen, was die Folge von Wut sein kann. Was fällt euch ein, was ist die Folge von Wut? Was kann durch Wut alles zerstört werden oder kaputtgehen?

Wir wollen nun überlegen, was man machen kann, damit die Wut geringer wird, ohne dass etwas zu Schaden kommt.

Dafür habe ich hier in der Mitte einen Stern hingelegt. Der soll an einen Wutanfall erinnern. Und hier auf die ausgeschnittenen Zacken schreiben wir eure Vorschläge zu der Frage: Was man machen kann, damit die Wut abklingt, ohne etwas zu zerstören, bzw. sich in Luft auflöst. Was fällt euch ein?

Anmerkungen:
- Lassen Sie die Kinder alle drei Möglichkeiten nennen, auf die sich Folgen auswirken können: Sich selbst, Mitmenschen oder Gegenstände.
- Oft nennen die Kinder doch wieder Umgangsformen, die negative Folgen haben, wie beispielsweise jemanden anschreien. Lassen Sie dies nicht als Lösung zu, sondern erarbeiten Sie den Aspekt der Zerstörung.
- Mögliche Lösungen sind: Einmal ums Haus laufen, in ein Kissen oder einen Boxsack schlagen, erst mal tief durchatmen, langsam rückwärts von 20 bis 1 zählen, Sport machen, leise reden …
- *Alternativ* können die Kinder die Zacken selber zuordnen.

6.5 Arbeitsblatt: Gegen die Wut

Methode: Arbeitsblatt	Vorbereitung: ✓ AB 04 gegen die Wut ✓ Stifte

Beschreibung/Ziele:
Nachdem Sie die Arbeitsblätter ausgeteilt haben, soll jedes Kind die drei Möglichkeiten zum Umgang mit Wut aufschreiben, die ihm am besten geholfen haben oder von denen sie denken, dass sie am besten helfen könnten. Das Verhaltensrepertoire wird somit erweitert, was eine wichtige Voraussetzung zur besseren Emotionsregulation darstellt.

Wörtliche Instruktion:
Nun setzen wir uns hier an den Tisch, und ihr bekommt ein Blatt, auf dem ihr drei Wolken seht. Von den vielen Lösungen zum gutem Umgang mit Wut, die euch eingefallen sind, soll jeder die drei aussuchen, die euch am besten helfen können, damit sich die Wut »in Luft« auflöst.

Anmerkung:
- Sie legen den bedeckten Wutanfall in die Mitte, damit die Kinder die Möglichkeit haben, die Lösungen abzuschreiben.

6.6 Aktion: Wutplakat

Methode: Aktion	Vorbereitung: ✓ Utensilien für Plakate

Beschreibung/Ziele:
Mit dem Ziel, positive Umgangsformen bei Wutanfällen kennenzulernen, erarbeiten Sie zunächst Möglichkeiten, wie die Kinder mit Wut umgehen können, ohne dass etwas zerstört wird. In kleineren Gruppen von zwei bis drei Kindern gestalten die Kinder dann Plakate gegen Wut, die nach ihren Vorstellungen aufgehängt werden! Durch die Übung erweitert sich das theoretische Verhaltensrepertoire der Kinder.

Diese Übung stellt eine Alternative zur Übung Wutstern dar und eignet sich für etwas ältere Kinder. Es sollten sich Übungen anschließen, die darauf abzielen, neue Strategien im Umgang mit Wut im Alltag umzusetzen.

Wörtliche Instruktion:
Wir wollen nun Wutplakate gestalten. Plakate mit Ideen und Tipps, was Menschen machen können, damit sie die Wut überwinden, ohne etwas zu zerstören. Damit ihr genug Ideen habt, wollen wir zunächst alle zusammen einige Ideen sammeln.

Was könnt ihr tun, damit Wut verringert wird, ohne dass etwas zerstört wird?

Ich habe euch Plakate, Zeitschriften, Papiere, Scheren und andere Utensilien hingelegt, damit wir Wutplakate erstellen können. Wir bilden Gruppen von zwei bis drei Kindern, mit denen ihr ein Wutplakat gestaltet. Hinterher stellen wir eure Plakate dann aus.

➡ Sie hängen sie, wenn möglich, an der Wand auf. – Zumindest für diese eine Stunde.

Anmerkungen:

- Wenn die Kinder »Anlaufschwierigkeiten« haben, besprechen Sie in den Gruppen die Lösungen nochmals und überlegen gemeinsam mit den Kindern, wie diese auf dem Plakat dargestellt werden können.
- Mögliche Lösungswege sind: Vor die Tür gehen, in ein Kissen oder einen Boxsack schlagen, erst mal tief durchatmen, langsam rückwärts von 20 bis 1 zählen, Sport machen, leise reden …

6.7 Aktion: Entspannungsgeschichte, Wutperlen

Methode: Aktion	Vorbereitung: ✓ Geschichte

Beschreibung/Ziele:
Im Rahmen eines Entspannungsverfahrens werden die Kinder angeleitet, sich an vergangene Wutsituationen zu erinnern. Diese stellen sich

die Kinder als einen Film vor, der auf einem Fernseher abgespielt wird. (Durch die Einführung des Fernsehers wird die Möglichkeit gewisser emotionaler Distanzierung geschaffen, die bei vielen Gruppentherapien sinnvoll ist. Eine massierte Konfrontation mit extremen Emotionen wird somit vermieden.) Neben dem Fernseher – so sollen sich die Kinder vorstellen – steht eine Schatzkiste, die gefüllt ist mit bunten Perlen. Jede Perle beinhaltet einen Satz gegen die Wut. Die Kinder schauen sich in der Vorstellung einige Perlen an. Sie lesen dazu die Sätze vor (z. B. Wut ruht …, nach Wut wird's gut … u. a.). Die Kinder suchen sich die Perle aus, von der sie annehmen, dass es die größte Hilfe gegen ihre Wut ist.

Wörtliche Instruktion:
Erklärung/Einführung Entspannungsgeschichte:
Nun machen wir eine Vorstellungsreise. Hierfür dürft ihr euch gleich ganz bequem und entspannt hinsetzen (➡ wenn es Gruppengröße und Raum erlauben, auch hinlegen). *Wer möchte, macht seine Augen zu. Ich werde euch dann eine Geschichte erzählen, und ihr braucht nichts anderes zu machen, als euch vorzustellen, was ich euch erzähle. Habt ihr dazu Fragen?*

Wörtliche Instruktion der Entspannungsgeschichte:
Einleitung:
Dann können wir beginnen. Setzt euch ganz bequem auf euren Stuhl, sodass ihr gut und entspannt eine Weile sitzen könnt. Vielleicht stellt ihr beide Füße sicher auf den Boden und lasst die Arme entspannt in eurem Schoß ruhen … Wenn ihr gut sitzt, schließt ihr langsam eure Augen und merkt, dass ihr immer ruhiger werdet. Ihr spürt euren Atem, wie er kommt und geht, wie sich euer Bauch hebt und senkt, und ihr merkt, dass ihr angenehm ruhig und entspannt werdet.

Entspannungsgeschichte Perlenhaus:

> *In eurer Vorstellung* (➡ Alternativ: In euren Gedanken) *geht ihr ein wenig spazieren und kommt zu einem schönen Garten, umgeben von vielen kleinen Häuschen. Sie haben alle geöffnete Türen, und fröhliche Kinder laufen rein und raus. Auch ihr seid gespannt, was es in den Häusern zu sehen gibt. Ihr sucht euch das schönste Haus aus und geht*

vorsichtig hinein. Ihr kommt in einen hellen, freundlichen Raum. In dem Raum seht ihr eine Schatzkiste und einen Fernseher. Ihr schaltet den Fernseher ein und seht euch selber, ihr seht euch in einer Situation, in der ihr wütend wart. Welche Situation seht ihr, in der ihr einmal sehr wütend wart?

(➡ 3 – 4 Sekunden warten.) *Wer war dabei und wie habt ihr euch gefühlt?*

Ihr spult den Film zurück und schaut euch die Geschichte noch einmal an.

(➡ 5 – 10 Sekunden warten.)

Wenn der Film zu Ende ist, fällt euer Blick wieder auf die Schatzkiste. Gespannt überlegt ihr, was wohl in der Kiste sein könnte! Da sie nicht verschlossen ist, schaut ihr hinein. Ihr staunt, sie ist gefüllt mit bunten Perlen. Es sind sprechende Wutperlen. Wenn man sie in seiner warmen Hand hält, geben sie uns gute Sätze gegen Wut. Vorsichtig nehmt ihr eine blaue Perle in die Hand. Nachdem ihr sie eine Weile in der Hand gehalten habt, hört ihr eine warme und freundliche Stimme: Die Wut lässt nach, die Kraft wird stark! Ihr hört sie noch mal: Die Wut lässt nach, die Kraft wird stark. Ihr staunt, legt die Perle wieder zurück und nehmt die rote Perle: Die Wut ruht … hört ihr. Die Wut ruht …! Ihr legt auch diese Perle zurück und nehmt eine grüne Perle: Nur Mut, bald wird's wieder gut! Nur Mut, bald wird's wieder gut! Die gelbe Perle spricht: Nach Wut kommt Mut! Nach Wut kommt Mut! Auch diese Perle legt ihr wieder zurück und nehmt die letzte Farbe: eine lila Perle: Weg mit der Wut, dann geht's mir gut! Weg mit der Wut, dann geht's mir gut!

Ihr schaut euch die Schatzkiste noch einmal an! Eine Perle dürft ihr euch aussuchen. Die Perle, die euch am meisten helfen wird, mit der Wut umzugehen. Um die richtige zu finden, hört ihr euch die Sätze noch einmal an: Die Wut lässt nach, die Kraft wird stark! Die Wut ruht! Nur Mut, bald wird's wieder gut! Nach Wut kommt Mut! Weg mit der Wut, dann geht's mir gut!

Nun sucht euch eine Perle aus:

Die blaue Perle: Die Wut lässt nach, die Kraft wird stark!
Die rote Perle: Die Wut ruht!
Die grüne Perle: Nur Mut, bald wird's wieder gut!

Die gelbe Perle: Nach Wut kommt Mut!
Die lila Perle: Weg mit der Wut, dann geht's mir gut!
(3 – 4 Sekunden Pause lassen.)

Ihr haltet nun eure Perle in der Hand und merkt, wie gut es euch geht, wenn ihr sie warm in eurer Hand haltet.

Ausführliche Version (dieser Teil kann auch weggelassen werden, wenn die Gruppe zu unruhig ist, oder diese weitere Intervention eine Überforderung darstellen würde).

Ihr schaltet nun den Fernseher wieder ein. Aber eure Wutsituation läuft anders ab. Immer nach ein paar Sekunden drückt ihr den Pausenschalter. Gemeinsam mit eurer Perle sprecht ihr euren hilfreichen Satz gegen die Wut.

Euer Wutfilm beginnt. Nun hält er an, ihr sagt gemeinsam mit der Perle euren Satz! Nun geht er weiter … und wieder hält er an. Wieder sagt ihr euren Satz … (Sie wiederholen die Pausen noch 2 – 3-mal).

Am Ende stellt ihr staunend fest, dass sich eure Wut verändert hat. Was ist besser geworden? Wie hat euch der Satz der Perle geholfen?

Gemeinsames Ende der Entspannung:
Stolz, dass ihr die Perle behalten dürft, verlasst ihr das Haus wieder und auch den Garten. Wir beenden die Vorstellungsübung wieder, ihr könnt langsam beginnen, eure Arme und Beine wieder zu bewegen, sie zu strecken und zu dehnen, und macht dann wieder eure Augen auf, sodass wir hier gemeinsam weitermachen können!

Nachbesprechung der Entspannungsübung:
Welche der Perlen habt ihr euch ausgesucht?
Wie habt ihr gemerkt, dass sich eure Wut verändert hat?
Wie habt ihr euch in der Übung gefühlt?

Anmerkungen:

- Sie lesen die Entspannungsgeschichte langsam und in einem beruhigenden Tonfall. Zwischen den Sätzen lassen Sie 1 – 2 Sekunden Zeit.

- Wenn sich einige Kinder gegenseitig ablenken, setzen Sie sich dazwischen.
- Manchmal kann es sinnvoll sein, die Kinder nicht im Stuhlkreis sitzen zu lassen, sondern sie über den Raum zu verteilen, sodass sie sich gegenseitig nicht ablenken können. Bei schwierigen Gruppen weisen Sie den Kindern die Plätze zu, ansonsten dürfen sich die Kinder die Plätze selber aussuchen.
- Falls einzelne Kinder nicht zur Ruhe kommen, können Sie diese aus der Gruppe herausnehmen und sie bitten, leise ein Bild zu malen (das beispielsweise zu der Geschichte passt).

6.8 Aktion: Wutperlen, Armbänder

Methode: Aktion	Vorbereitung: ✓ bunte Perlen ✓ Bänder ✓ AB 05

Beschreibung/Ziele:
Jedes Kind sucht sich eine Perle mit der dazugehörenden Strategie gegen Wut aus und fädelt sie auf ein Armband. Durch diese Erinnerung soll der Transfer in den Alltag erleichtert werden. Diese Übung eignet sich als Anschluss an die Entspannungsübung, kann jedoch auch unabhängig davon durchgeführt werden. In diesem Fall würden Sie den Kindern die Funktion von Sätzen gegen die Wut erklären. Durch Selbstinstruktionen lernen die Kinder, ihre Emotionen zu regulieren.

Wörtliche Instruktion:
Nun bekommt ihr eine echte Wutperle geschenkt. Wir machen daraus Armbänder, damit ihr euch gut an die Sätze gegen die Wut erinnern und sie euch immer wieder vorsagen könnt.

Wählt euch nun aus der Schatzkiste (oder Schachtel) die Perle, die ihr euch ausgesucht habt oder die euch am hilfreichsten erscheint.

Hier habe ich zur Erinnerung noch mal einen Zettel mit allen Sätzen:

Die blaue Perle: Die Wut lässt nach, die Kraft wird stark!
Die rote Perle: Die Wut ruht!
Die grüne Perle: Nur Mut, bald wird's wieder gut!

Die gelbe Perle: Nach Wut kommt Mut!
Die lila Perle: Weg mit der Wut, dann geht's mir gut!

Ihr könnt euch nun ein Band abschneiden, die Perle auffädeln, und ich binde es euch dann um den Arm.

Anmerkungen:

- Wenn die Kinder (gerade ältere) sich weigern, das Armband umzubinden, überlegen Sie mit dem Kind gemeinsam, wohin es die Perle tun kann, damit sie trotzdem eine Hilfe zur Erinnerung sein kann (Federmäppchen, Geldbörse ...).
- Als Armband können Sie je nach finanziellem Budget Baumwoll- oder Lederbänder verwenden.

6.9 Arbeitsblatt: Wutperlen, Bild

Methode: Arbeitsblatt	Vorbereitung: ✓ AB 06 Wutperle Bild ✓ Buntstifte

Beschreibung/Ziele:
Zur Vertiefung der Entspannungsgeschichte und der damit verbundenen ausgewählten Selbstinstruktion sollen die Kinder zu ihrer Perle und ihrem Satz ein Bild malen. Sollten Sie keine der vorhergehenden Übungen durchgeführt haben, müssten Sie die Perlen und ihre Funktionen vorher einführen.

Wörtliche Instruktion:
Ihr kennt nun die Perlen und ihre Sätze schon. Ihr bekommt jetzt ein Arbeitsblatt, auf dem ihr zunächst eure Perle mit der richtigen Farbe ausmalen und den Satz dazuschreiben sollt. Danach malt ein Bild, das zu eurem Satz passt.

Anmerkung:

- Wenn den Kindern kein Bild einfällt oder sie nicht malen mögen, können sie auch eine kurze Geschichte dazu schreiben.

6.10 Arbeitsblatt: Wutperlen, Sätze

Methode: Arbeitsblatt	Vorbereitung: ✓ AB 07 Sätze gegen die Wut ✓ Stifte

Beschreibung/Ziele:
Zur Vertiefung und Wiederholung aller Selbstinstruktionen bekommen die Kinder Arbeitsblätter, auf denen sie die Perlen mit den speziellen Farben ausmalen und die passenden Sätze schreiben sollen.

Wörtliche Instruktion:
Nun bin ich gespannt, wie gut ihr euch die Farben und Sätze gemerkt habt. Ihr bekommt nun ein Arbeitsblatt, auf dem ihr die Farben und Sätze noch mal sammelt und aufschreibt bzw. die Farben ausmalt.

Anmerkung:
- *Alternative:* Bei sehr »fitten« und homogenen Gruppen können Sie aus diesem Arbeitsblatt einen Wettkampf gestalten, bei dem die Kinder völlig allein arbeiten und ihre Erinnerungen den anderen Kindern nicht zeigen. Es wird dann geschaut, wer sich an die meisten Sätze und Farben erinnert hat.

6.11 Alltagstransfer: Wut beobachten

Methode: Alltagstransfer	Vorbereitung: ✓ HA 05 Beobachtung Wut

Beschreibung/Ziele:
Die Kinder sollen zu Hause eine Situation beobachten und anschließend beschreiben, in der eine andere Person wütend war. Das besondere Augenmerk soll dabei darauf liegen, woran die Kinder die Wut bei der anderen Person erkannt haben. Der Schwerpunkt liegt auf dem Training der Fremdwahrnehmung.

Wörtliche Instruktion:
In der nächsten Woche sollt ihr ausprobieren, ob ihr Wut bei anderen Menschen beobachten könnt. Haltet die Augen auf und beschreibt eine Situation, in der ihr gesehen habt, dass jemand anderes wütend war. Achtet dabei besonders darauf, woran ihr die Wut bemerkt habt und was die wütende Person gemacht hat.

Anmerkung:
- Besprechen Sie mit den Kindern zuvor in der Stunde, wo und in welchen Situationen sie Wut beobachten können.

6.12 Alltagstransfer: Selbstbeobachtung Wut

Methode: Alltagstransfer	Vorbereitung: ✓ HA 06 Selbstbeobachtung Wut

Beschreibung/Ziele:
Die Kinder sollen ihre Selbstwahrnehmung trainieren, indem sie zu Hause darauf achten, wann sie wütend werden, um anschließend eine Situation detailliert zu beschreiben. Gleichzeitig geht es darum, mögliche Lösungen zu reflektieren.

Wörtliche Instruktion:
In der nächsten Woche sollst du dich selbst beobachten und darauf achten, wann du wütend bist. Beschreibe eine solche Situation ausführlich und notiere auch, was du dann gemacht hast, um deine Wut wieder loszuwerden.

Anmerkung:
- Es gibt immer wieder Kinder, die Hemmungen haben, sich mit ihrer Wut auseinanderzusetzen, und berichten, nie wütend zu sein. Hier können Sie im Vorfeld noch einmal einige typische Situationen aus dem häuslichen Umfeld aufgreifen, z. B. Geschwisterstreitigkeiten etc.

7. Gruppenübungen Gefühle III (Angst/Mut)

7.1 Fallbeispiel/Hintergrund

»Du kommst aber mit, Mama«, bettelt Leonie mit ängstlich weinerlicher Stimme! Nun ist sie schon fast in der 3. Klasse, aber sie traut sich noch immer nicht, allein zur Schule zu gehen. Die anderen Kinder sind alle so laut und reden so schnell. Immer wieder stellt sie sich vor, wie die anderen Kinder über sie lachen, weil sie etwas kleiner ist. Sie weicht ihrer Mutter nicht von der Seite und lässt sie in der Schule erst dann gehen, wenn die Lehrerin da ist und alle Kinder in die Klasse gehen. Im Unterricht sitzt sie still und angespannt auf ihrem Platz. »Hoffentlich nimmt mich die Lehrerin nicht dran!« »Sicher werde ich stottern und alles vergessen.« Im Gespräch zwischen Mutter und Lehrerin drückt diese ihr Unverständnis aus. »Leonie kann alles, sie macht eigentlich nie Fehler, aber sie hat einfach immer Angst. Auch vor schriftlichen Tests sitzt sie verkrampft und blass da. Sie fängt dann oft erst 10 Minuten später an und schafft nicht alle Aufgaben. Alles, was sie bearbeitet, macht sie absolut fehlerfrei.«

Hintergrund der Sitzung:
Viele Kinder geraten aufgrund von Ängsten in soziale Isolation. Es gelingt ihnen nicht, ihre Emotionen positiv zu regulieren. Sie schaffen es nicht, sorgenvollen Gedanken etwas entgegenzusetzen oder sich aus dem Gefühlschaos von Ängsten und Panik zu befreien. In der Folge vermeiden sie kritische Situationen, sodass sie sich selber der Chance berauben zu merken, dass sich Ängste überwinden lassen. Durch das Vermeidungsverhalten verstärkt sich die Angst nur noch mehr. Je häufiger sie vermeiden, umso stärker fühlen sie sich darin bestätigt, dass die Situation wirklich gefährlich ist, und umso mehr Grund sehen sie auch, zukünftige Situationen zu vermeiden. Es entsteht somit ein »Teufelskreis der Angst«, den es zu unterbrechen gilt. Die Emotionen der Angst selbst regulieren zu können, ist Ziel der folgenden Übungen.

Hierbei sollten zweierlei Aspekte beachtet werden. Die Kinder sollen zum einen lernen, dass sie durch hilfreiche Gedanken ihre Angst selber verringern können (Kognitive Umstrukturierung). Zum anderen sollen sie erleben, wie die Angst von Natur aus abnimmt, sobald sie durchlebt beziehungsweise durchgestanden wird (Habituation).

Therapieziele:
Angstkonfrontation, Habituation, Kognitive Umstrukturierung (Sätze gegen die Angst)

7.2 Überblick: Übungen (Angst/Mut)

Übung		**Alter**	**Gruppen-größe**	**Ziel**	**Zeit Min.**
Rederunde Angst/Mut		8–13	1–25	Einführung Emotionen Mut/Angst	5
Alle, die Angst haben		8–13	3–25	Einführung Angst	5
Angstbilder		8–10	1–10	Einführung Angst	5
Baum-stammspiel		8–13	5–10	Vertiefung Emotionsregulation Selbstverbalisation	15
Alternative: Brettspiel		8–13	5–10	Vertiefung Emotionsregulation Selbstverbalisation	15
AB Angst-killer		8–13	1–25	Vertiefung Emotionsregulation Selbstverbalisation	5
Angstbild		8–13	1–25	Alltagstransfer Emotionsregulation Selbstverbalisation	2

Übung		Alter	Gruppengröße	Ziel	Zeit Min.
Angst überwinden		8–13	1–25	Alltagstransfer Emotionsregulation Selbstverbalisation	2
Umfrage Angstkiller-Gedanken		8–13	1–25	Alltagstransfer Emotionsregulation Selbstverbalisation	2

7.3 Rederunde: Mut/Angst

Methode: Rederunde	Vorbereitung: ✓ Stuhlkreis

Beschreibung/Ziele:
Sie führen das Thema Mut/Angst durch eine Rederunde ein, in der Sie den Kindern Mut machen, über ihre eigenen Ängste zu sprechen. Dies erleichtern Sie ihnen, indem Sie zuerst nach Mut und erst im zweiten Schritt nach Angst fragen. Hierbei merken die Kinder, dass sie mit ihren Ängsten nicht allein sind. Diese auszusprechen, ist bereits ein erster wichtiger Schritt zur Bewältigung.

Wörtliche Instruktion:
Heute geht es um das Thema Mut! Sicher kennt ihr Kinder, die mutig sind, und wart auch selber schon mal mutig. Wann seid ihr mutig gewesen? Oder, wenn euch nichts einfällt, was machen Kinder, die mutig sind?

Und es gibt Situationen, in denen uns der Mut fehlt, dann haben wir Angst. Wann hattet ihr schon einmal Angst, oder wovor könnten Kinder Angst haben?

Anmerkung:
- Häufig kommt es vor, dass die Kinder sagen, sie hätten keine Ängste. In diesem Fall können Sie als Alternative das im Folgenden dargestellte Spiel »Alle, die Angst haben …« spielen.

7.4 Spiel: Alle, die Angst haben …

Methode: Spiel	Vorbereitung: ✓ Stuhlkreis (mit fehlendem Stuhl)

Beschreibung/Ziele:
Die Einführung in das Thema Mut/Angst durch das Spiel »Alle, die vor … Angst haben« vereinfacht den Einstieg vor allem für Kinder, die von sich behaupten, sie hätten keine Ängste. Sei es, dass sie dies aus Unsicherheit nicht zugeben oder aus »Coolheit«. Es funktioniert wie das Spiel »Alle, die …« zur Förderung von Selbst- und Fremdwahrnehmung. Die Kinder sitzen im Stuhlkreis, wobei ein Kind in der Mitte steht, weil ein Stuhl fehlt. Dieses Kind benennt ein Kriterium, nach dem die anderen Kinder aufstehen und sich einen neuen Platz suchen. Das Kind versucht, einen Platz zu erhalten, sodass ein anderes Kind in der Mitte steht. Als Kriterium zum Wechseln der Plätze nennt das Kind in der Mitte Ängste. Alle Kinder, die diese Ängste ebenfalls haben, wechseln die Plätze.

Wörtliche Instruktion:
Zu Beginn wollen wir ein Spiel spielen, bei dem wir etwas über Ängste erfahren. Hierfür bleiben wir im Stuhlkreis sitzen, aber stellen einen Stuhl beiseite, sodass einer von uns in der Mitte steht. Er kann sich einen neuen Platz ergattern, indem er den Satz »Alle die tauschen die Plätze, die auch schon einmal Angst hatten vor …« vervollständigt. Wenn die anderen Kinder aufstehen, sucht er sich schnell einen Platz. Diejenigen, die aufstehen, dürfen sich nicht wieder auf ihren alten Platz setzen.

Anmerkungen:
- Wenn den Kindern nur wenig Ängste einfallen, geben Sie ihnen Hinweise zu den Bereichen: Schlimme Ereignisse, Schule, Noten, Familie, Freunde …
- Dadurch, dass Sie selber hin und wieder in die Mitte gehen, können Sie die Richtung der Nennungen beeinflussen.

7.5 Aktion: Angstbilder

Methode: Aktion	Vorbereitung: ✓ M 08 Angstbilder

Beschreibung/Ziele:
Für jüngere Kinder eignet sich die Einführung des Themas Mut/Angst mithilfe von Angstbildern, auf denen unterschiedliche Angstsituationen abgebildet sind. Sie sollen beschreiben, wovor die Kinder auf den Bildern Angst haben, und erzählen, wann sie selber vor ähnlichen Situationen Angst hatten. Sobald sie merken, dass sie mit ihrer Angst nicht allein sind, fällt es ihnen in der Regel leichter, eigene Ängste zu akzeptieren und sich mit anderen darüber auszutauschen. Sobald sie über eigene Ängste nachdenken, steigt die persönliche Relevanz und somit auch die Motivation zur Auseinandersetzung mit diesem Thema.

Wörtliche Instruktion:
Hier habe ich euch Bilder mitgebracht! Wovor hat das Kind auf diesem Bild Angst?

Kennt ihr andere Kinder, die die gleiche Angst haben? Wann hattet ihr selber schon einmal Angst?

Anmerkung:
- Wenn Sie sich selber in die Diskussion mit einbringen und eigene Ängste benennen (Modellfunktion), fällt es den Kindern leichter, auch eigene Ängste auszusprechen.

7.6 Aktion: Baumstammspiel

Methode: Aktion	Vorbereitung: ✓ Tisch ✓ mind. 4 Personen

Beschreibung/Ziele:
Im Rahmen des Baumstammspieles sollen die Kinder erleben, wie sie ihre Angst selber modifizieren können. Kinder werden mit der Emo-

tion Angst konfrontiert (graduierte Konfrontation), indem sie die Möglichkeit erhalten, sich unter kontrollierten Bedingungen von einer kleinen Anhöhe (z. B. Tisch) auf eine Gruppe von Kindern und Erwachsenen zu kippen, die das Kind auffangen. Diese Übung wird zweimal durchgeführt. Beide Male schätzen die Kinder ihre Angstintensität ein. Zwischen den Durchgängen werden Gedanken/Sätze gegen die Angst erarbeitet (positive Selbstinstruktion), die sich die Kinder dann vor der nächsten Runde vorsagen. Die Kinder erleben in der Regel einen deutlichen Rückgang der Angst, der dadurch zu erklären ist, dass aktualisierte Angst durch die Konfrontation im Laufe der Zeit abnimmt (Habituation) und dass die »Gedanken« gegen die Angst Wirkung zeigen (Kognitive Umstrukturierung).

Wichtig: Diese Übung kann risikoreich sein!
In der Regel darf diese Übung nur mit **zwei Mitarbeitenden** durchgeführt werden, die sich in der Durchführung sicher sind. Sollte die Gruppe aus vertrauenswürdigen älteren Kindern oder Jugendlichen bestehen, ist die Übung nach sorgfältiger Vorbereitung ebenfalls durchführbar. **Minimal sind vier haltende Personen erforderlich!!!** Als Alternative kann das Brettspiel durchgeführt werden.

Entscheidend für die Sicherheit der Übung ist neben der Konzentration von Kindern und Mitarbeitenden vor allem die Körperspannung der Kinder, die sich fallen lassen. Überprüfen Sie diese vor jedem »Fall«. Ist sie gegeben, so können auch schwere Kinder von wenigen anderen Kindern gehalten werden.

Wörtliche Instruktion:
Einführung der Übung:
Nun wird es spannend, denn das, was wir jetzt machen, kann gefährlich sein, wenn nicht alle ganz genau aufpassen (➡ warten, bis alle Kinder ruhig sind).

Stellt euch mal vor, ihr wärt ein Baumstamm. Wie steht ein Baumstamm? (➡ vormachen)

Schaut her: Ihr steht wie ein Brett! Alle Muskeln müssen fest sein: Arme, Beine, Bauch, Po.

Das Gegenteil wäre ein Mehlsack, der ist schlapp und schwer, sodass er nicht gehalten werden kann.

Wir spielen nun das Baumstammspiel, dafür braucht man viel Mut!

Ein Kind stellt sich als Baumstamm auf den Tisch, und die anderen Kinder stehen davor. Der Baumstamm kippt dann um, und die anderen Kinder fangen ihn auf.

Das klappt aber nur, wenn alle Kinder ganz ruhig sind und sich gut konzentrieren.

Meint ihr, ihr schafft das?

Die Mitarbeitenden verteilen sich so, dass am Anfang der einen Reihe und am Ende der anderen Reihe eine/r steht. Um besser halten zu können, setzt er/sie die Haltetechnik so ein, dass seine/ihre Arme unten sind! (Das Kind fasst von oben auf ihre, mit den Handflächen nach oben gerichteten, Unterarme.)

Sie wählen ein Kind aus, das beginnt (oder fragen, wer beginnen will), und achten darauf, dass alle Kinder ihre Schuhe ausziehen und Uhren und andere spitze Gegenstände ablegen.

Durchführung der Übung:
... ist als Erster der Baumstamm, alle anderen stellen sich jetzt langsam und leise in zwei Reihen vor dem Tisch auf.

Nun fasst ihr euch an, schaut mal, wie ihr es machen sollt: Ein Kind streckt die Arme mit Handflächen nach oben gerichtet seinem Partner entgegen, und dieser fasst von oben auf dessen Unterarme. Bevor sich das Kind als Baumstamm fallen lässt, müssen immer folgende Schritte eingehalten werden:

1. *Der Baumstamm macht sich ganz fest.*
2. *Ich überprüfe, ob eure Muskeln auch wirklich fest sind.*
3. *Das Baumstammkind fragt dann die »Auffänger«, ob sie bereit sind.*
4. *Ist das der Fall, müsst ihr trotzdem noch warten, bis ich sage, dass ihr euch fallen lassen dürft.*

Es kommen nacheinander alle Kinder dran, die wollen.

Reflexion der Übung:
Nun bin ich gespannt, was ihr erlebt habt! Was habt ihr vor dem »Fallen« befürchtet? Wovor hattet ihr Angst?

Stellt euch ein Maßband von 1 – 10 vor. Bei 1 ist die Angst ganz klein, und bei 10 ist die Angst ganz groß. Nun interessiert mich, wie groß eure

Angst war, bevor ihr euch habt runterkippen lassen (➡ Sie fragen alle Kinder).

Einführung Selbstinstruktion:
Nun gibt es einige Tricks, wie Angst kleiner werden kann. Diese Tricks sind so einfach, dass jeder sie anwenden kann, denn es sind einfach Gedanken.

Es gibt Gedanken, die die Angst noch größer machen: »Angstmacher-Gedanken«. Welche Angstmacher fallen euch ein?

Und es gibt auch Gedanken, die die Angst kleiner machen: »Angstkiller-Gedanken«. Welche Angstkiller fallen euch ein?

Sucht euch jetzt einen Angstkiller aus, der euch am besten helfen kann, eure Angst zu überwinden.

Wiederholung der Übung:
Sobald ihr einen Satz habt, könnt ihr den gleich ausprobieren, indem wir die Baumstammübung noch einmal wiederholen. Ihr dürft euch noch ein zweites Mal fallen lassen, aber bevor ihr euch fallen lasst, sagt ihr einmal euren Angstkiller-Gedanken.

Nach dem Fallenlassen fragen Sie die Kinder, ob, und wenn, wie stark sich ihre Angst verändert hat.

Anmerkungen:

- Diese Übung zeigt enorme Wirkung bei den Kindern. Auch die Eltern melden oft zurück, dass die Kinder aus der Stunde am meisten gelernt haben. Allerdings erfordert sie auch Erfahrung und Sicherheit bei den Therapeutinnen und Therapeuten. Ist dies nicht der Fall, sollte lieber das Brettspiel durchgeführt werden.
- Sollten sich einzelne Kinder nicht trauen, können diese vorsichtig und stetig ermutigt, aber nicht gedrängt werden.
- Oft sind die Kinder von der Übung so begeistert, dass sie diese mehr als zweimal wiederholen wollen. Dies sollte vermieden werden, da mit der Zeit die Armkraft und auch die Konzentrationsfähigkeit der Kinder nachlassen, diese aber dringende Voraussetzung für die Übung sind.

7.7 Aktion: Brettspiel

☼ Methode: Aktion	Vorbereitung: ✓

Beschreibung/Ziele:
Die Übung Brettspiel dient als Alternative zum Baumstammspiel, die durchgeführt werden kann, wenn nicht zwei Therapeuten oder Therapeutinnen zur Verfügung stehen oder andere Unsicherheiten in der Durchführung vorliegen. Auch bei dieser Übung besteht das Ziel darin, dass die Kinder lernen, ihre Angst durch Selbstinstruktion zu modifizieren. Sie werden mit etwas geringerer Angst konfrontiert, indem sie sich mit dem Rücken vor die Gruppe stellen und sich nach hinten kippen. Auch in diesem Fall wird die Übung zweimal durchgeführt. Beide Male schätzen die Kinder ihre Angstintensität ein. Zwischen den Durchgängen werden Kognitionen gegen die Angst erarbeitet. Jedes Kind erarbeitet sich einen hilfreichen Gedanken (positive Selbstinstruktion) oder Satz gegen die Angst, den es sich während der zweiten Runde vorsagt. Die Kinder erleben in der Regel einen deutlichen Rückgang der Angst, der dadurch zu erklären ist, dass aktualisierte Angst durch die Konfrontation im Laufe der Zeit abnimmt (Habituation) und dass die »Gedanken« gegen die Angst Wirkung zeigen (Kognitive Umstrukturierung).

Wörtliche Instruktion:
Einführung der Übung:
Jetzt wollen wir ein Spiel machen, das Brettspiel heißt. Dies braucht etwas Mut, deswegen ist es auch wichtig, dass ihr gut zuhört.

Stellt euch mal vor, ihr wärt ein Brett. Wie steht ein Brett? (➡ vormachen)

Schaut her: Wenn ihr wie ein Brett steht, sind alle Muskeln fest: Arme, Beine, Bauch, Po. Das Gegenteil wäre ein Mehlsack, der ist schlapp und schwer, sodass er nicht gehalten werden kann.

Das Brettspiel funktioniert so, dass ihr alle nacheinander zu Brettern werdet, die umkippen und von den anderen Kindern gehalten werden. Die Gruppe stellt sich in einem Pulk auf, während sich das Kind, das das Brett spielt, sich mit dem Rücken vor die Gruppe stellt. Wenn alle bereit sind, darf sich das Kind rückwärts nach hinten kippen. Die anderen Kin-

der fangen das »Brettkind« dann auf. Dies klappt nur dann, wenn das Kind auch wirklich so fest wie ein Brett ist und nicht so schlapp wie ein schwerer Mehlsack.

Sie wählen ein Kind aus, das beginnt (oder fragen, wer beginnen will), und achten darauf, dass alle Kinder ihre Schuhe ausziehen und Uhren und andere spitze Gegenstände ablegen.

Durchführung der Übung:
... (Name des »Brettkindes«) *ist als Erstes das Brett, alle anderen stellen sich jetzt hier dicht zusammen auf und halten die Hände und Arme nach vorne.* ... (Name des »Brettkindes«) *stellt sich jetzt mit dem Rücken zu uns* (je nach Körpergröße ca. 40 – 80 cm entfernt) *und macht sich fest wie ein Brett. Ich werde dann prüfen, ob ihr auch wirklich fest wie ein Brett steht.*

Ist dies der Fall, fragt das »Brettkind«, ob wir bereit sind. Sollte auch dies der Fall sein, gebe ich das Signal, dass das Kind kippen darf. Dabei ist es wichtig, dass die Füße des Kindes am gleichen Fleck fest stehen bleiben und die Körperspannung des Kindes vorhanden bleibt.

Reflexion der Übung:
Nun bin ich gespannt, was ihr erlebt habt! Was habt ihr vor dem »Fallen« befürchtet? Wovor hattet ihr Angst?

Stellt euch ein Maßband von 1 – 10 vor. Bei 1 ist die Angst ganz klein, und bei 10 ist die Angst ganz groß. Nun interessiert mich, wie groß eure Angst war, bevor ihr euch habt runterkippen lassen. (Sie fragen alle Kinder.)

Einführung Selbstinstruktion:
Nun gibt es einige Tricks, wie Angst kleiner werden kann. Diese Tricks sind so einfach, dass jeder sie anwenden kann, denn es sind einfach Gedanken.

Es gibt Gedanken, die die Angst noch größer machen: »Angstmacher-Gedanken«. Welche Angstmacher fallen euch ein?

Und es gibt auch Gedanken, die die Angst kleiner machen: »Angstkiller-Gedanken«. Welche Angstkiller fallen euch ein?

Sucht euch jetzt einen Angstkiller aus, der euch am besten helfen kann, eure Angst zu überwinden.

Wiederholung der Übung:
Sobald ihr einen Satz habt, könnt ihr den gleich ausprobieren, indem wir die Brettübung noch einmal wiederholen. Ihr dürft euch noch ein zweites Mal fallen lassen, aber bevor ihr euch fallen lasst, sagt ihr einmal euren Angstkiller-Gedanken.

Nach dem Fallenlassen fragen Sie die Kinder, ob, und wenn, wie stark sich ihre Angst verändert hat.

Anmerkungen:

- Je nach Gruppengröße können sich die Kinder auch im engen Kreis um das Brettkind stellen, damit sich dieses nach vorne, zur Seite und nach hinten kippen kann.
- Wenn ein Kind ängstlich ist, wird der Abstand zwischen Gruppe und Kind verringert.

7.8 Arbeitsblatt: Angstkiller-Gedanken

Methode: Arbeitsblatt	Vorbereitung: ✓ AB 08 Angstkiller ✓ Stifte

Beschreibung/Ziele:
Zur Vertiefung der Selbstverbalisation gegen Angst schreiben die Kinder die für sie hilfreichen Sätze bzw. Gedanken gegen die Angst auf das Arbeitsblatt und auch die Sätze/Gedanken, die die Angst eher noch verstärken.

Wörtliche Instruktion:
Ihr bekommt ein Arbeitsblatt mit Wolken und Sternen. In die Wolken sollt ihr zwei Sätze oder Gedanken schreiben, die die Angst kleiner machen, also die die Angst verringern. In die Sterne schreibt ihr zwei Sätze oder Gedanken, die die Angst größer machen.

Anmerkungen:

- Die Kinder müssen nicht alle die gleichen Sätze schreiben, sondern die, die ihnen persönlich hilfreich erscheinen.

- Falls den Kindern keine Angstkiller-Gedanken einfallen, nennen Sie Beispielsätze wie: »Ich schaffe das schon ...«

7.9 Alltagstransfer: Angstbild

Methode: Alltagstransfer	Vorbereitung: ✓ HA 07 Angstbild

Beschreibung/Ziele:
Zu Hause sollen die Kinder das Gelernte zum Thema »Angst-Gedanken« vertiefen, indem sie sich einen für sie typischen »Angstmacher-Gedanken« sowie einen »Angstkiller-Gedanken«, der helfen kann, überlegen und beide als Bild umsetzen.

Wörtliche Instruktion:
Zu Hause sollt ihr euch einen »Angstmacher-Gedanken«, den ihr häufig habt, überlegen. Außerdem sollt ihr euch einen »Angstkiller-Gedanken« aussuchen, von dem ihr euch vorstellen könnt, dass er eure Angst kleiner machen kann. Malt zu jedem der beiden Gedanken ein Bild.

7.10 Alltagstransfer: Angst überwinden

Methode: Alltagstransfer	Vorbereitung: ✓ HA 08 Überwinden

Beschreibung/Ziele:
Zu Hause sollen die Kinder das Gelernte über die »Angstmacher- und Angstkiller-Gedanken« anwenden und sich dabei selbst beobachten.

Wörtliche Instruktion:
Zu Hause sollt ihr die »Angstkiller-Gedanken« ausprobieren. Sucht euch eine Situation in der nächsten Woche aus, in der ihr euch unsicher fühlt oder vor der ihr sogar Angst habt. Überlegt euch dann euren »Angstkiller-Gedanken«, der euch helfen kann, und probiert ihn in der Situation aus. Berichtet dann in der nächsten Stunde, wie es geklappt hat.

Anmerkung:

- Es kann sinnvoll sein, die Situationen bereits in der Stunde mit den Kindern festzulegen.

7.11 Alltagstransfer: Umfrage »Angstkiller-Gedanken«

Methode: Alltagstransfer	Vorbereitung: ✓ HA 09 Umfrage

Beschreibung/Ziele:
Um das Thema »Angst-Gedanken« zu vertiefen, erhalten die Kinder den Auftrag, zu Hause zu erklären, was ein »Angstkiller-Gedanke« ist, und zusammen möglichst viele dieser Gedanken zu sammeln.

Wörtliche Instruktion:
In der nächsten Woche sollt ihr »Angstkiller-Gedanken« sammeln. Macht dazu eine Umfrage in eurer Familie. Ihr müsst natürlich zuerst erklären, was »Angstkiller-Gedanken« sind. Notiert anschließend, wem welche Gedanken eingefallen sind.

8. Gruppenübungen zur Kommunikation

8.1 Fallbeispiel/Hintergrund

Fußballbilder, die sammelt eigentlich jeder in seiner Klasse. So freut sich Jonas (9, ADS) besonders, als er sich am Nachmittag nicht nur ein Eis am Kiosk aussuchen darf, sondern auch ein Päckchen mit Fußballkarten. Begeistert vom Eis vergisst er seine Karten zunächst, sodass er erst am Abend freudig überrascht entdeckt, dass eine der fünf Karten der seltene Torwart ist, den er zwar selber schon hat, aber der den meisten Mitschülern noch fehlt. Sicher kann er in der nächsten Pause einen »riesigen Tausch« machen. Der nächste Morgen kommt und so auch die nächste Pause, aber wie kann das schon wieder sein? Als Jonas endlich sein Pausenbrot nicht nur rausgesucht, sondern auch schon mal probiert und sich alle Karten noch mal angeschaut hat, sind alle Mitschüler schon längst aus dem Klassenzimmer verschwunden. Verunsichert macht er sich auf den Weg und freut sich, als er sie in der hinteren Ecke des Pausenhofes entdeckt. Zögernd stellt er sich dazu: »Schaut mal …«, sagt er vorsichtig und blickt auf seine Karte. – Keiner reagiert … »Ich …«, versucht er noch mal, aber auch nach dem zweiten und dritten Versuch kommt Jonas nicht zu Wort. Viel zu sehr sind seine Klassenkameraden in wortreiche Verhandlungen vertieft. Immer wieder fällt der Name des Torwartes. Aber Jonas geht das alles viel zu schnell. Am Ende der Pause zieht er frustriert seinen »Torwart« heraus, wirft ihn in die Mitte der Kinder: »Hier habt ihr euren ›Scheiß-Torwart‹.«

Hintergrund:
Die Fähigkeit zur Kommunikation ist Schlüssel zu fast jeder zwischenmenschlichen Beziehung. Gelingt es Kindern nicht, sich angemessen auszudrücken, werden sie falsch verstanden, unterschätzt oder gar übersehen. Die grundlegenden Regeln der Kommunikation zu kennen und diese zunehmend auch anzuwenden, ist wichtige Ausgangsvoraussetzung für den Erwerb sozialer Kompetenzen. Gelingt den Kindern angemessene Kommunikation, so können viele Konflikte rascher gelöst

oder sogar vermieden werden. Hierfür ist es wichtig, die verschiedenen Aspekte von Kommunikation kennenzulernen und diese bewusst steuern zu können. Übungen, in denen inhaltliche Aspekte von Sprache thematisiert sind, werden in dem Kapitel zur Konfliktlösung vorgestellt. In dem vorliegenden Kapitel finden Sie Übungen, die den Kindern zu einer ausdrucksvollen und selbstsicheren Kommunikation verhelfen sollen. Sie lernen, selbstsicher in einer angemessenen Art und Weise zu sprechen, indem sie die Lautstärke der Stimme modulieren, Blickkontakt aufbauen und ihre Körpersprache angemessen einsetzen.

8.2 Überblick: Übungen Kommunikation

Übung Ziel		**Alter**	**Gruppen-größe**	**Ziel**	**Zeit Min.**
Marktplatzspiel		8–13	3–25	Einstieg: Kommunikation	5–10
Redemeister		8–10	1–25	Einführung: Kommunikation	< 5
AB Redemeister		8–10	1–25	Vertiefung: Kommunikation	< 5
Guter/ schlechter Redner		11–13	1–25	Einführung: Kommunikation	10
AB Guter Redner		11–13	1–25	Vertiefung: Kommunikation	5
Meisterprüfung		8–10	1–25	Anwendung: Kommunikation	15
Richterspiel		11–13	1–25	Anwendung: Kommunikation	15
Beobachtung guter/ schlechter Redner		8–13	1–25	Alltagstransfer: Wahrnehmung	2
Ich bin ein guter Redner		8–13	1–25	Alltagstransfer: Anwendung Kommunikation	2

8.3 Spiel: Marktplatzspiel

Methode: Spiel	Vorbereitung: ✓ Platz zum Rumlaufen

Beschreibung/Ziele:
Durch dieses Einstiegsspiel sollen die Kinder spielerisch verschiedene kommunikative Möglichkeiten zur Kontaktaufnahme kennenlernen und gleichzeitig anwenden. Dies geschieht, indem sich die Kinder, wie auf einem Marktplatz, gegenseitig begegnen und sich auf verschiedene Arten und Weisen begrüßen.

Wörtliche Instruktion:
Wir werden nun gemeinsam das Marktplatzspiel spielen! Wenn ihr auf einem Marktplatz anderen begegnet, begrüßt ihr sie. Je nachdem, wen ihr trefft, begrüßt man sich unterschiedlich. Auf welche verschiedene Arten und Weisen kann man andere Menschen begrüßen?

Wir gehen jetzt alle durch den Raum, und ich werde immer verschiedene Hinweise geben, wen wir gerade treffen. Alle, die gerade in eurer Nähe sind, begrüßt ihr entsprechend.

Als Erstes treffen wir ein Kind aus der Schule, das wir nicht so gut kennen. Wir winken.

Nun treffen wir eine Lehrerin und begrüßen sie förmlich!
Nun treffen wir einen Polizisten.
Nun treffen wir unseren besten Freund oder beste Freundin.
Nun treffen wir unseren Opa.

Anmerkungen:
- Verschiedene Möglichkeiten, die gesammelt werden sollen, sind beispielsweise: Händedruck, Umarmung, fernes Winken …
- Spielen Sie bei dem Spiel mit, so lernen die Kinder an Ihrem Modell und überwinden schneller die Hemmschwelle.

8.4 Aktion: Redemeister

☼ Methode: Aktion	Vorbereitung: ✓ Stuhlkreis

Beschreibung/Ziele:
Sie führen die drei Merkmale eines Redemeisters ein (Körperhaltung, Blick und Sprache). Sie lassen diese Aspekte zur Anwendung kommen, indem Sie gemeinsam mit den Kindern Körperhaltung, Blick und Sprache von Redemeistern spielen. Die Kinder erwerben damit kommunikative Kompetenzen.

Wörtliche Instruktion:
Einführung Reden:
Heute geht es um das Thema »Reden«. Wir wollen nun zu Redemeistern werden. Redemeister sind Menschen, die besonders gut reden können. Woran erkennt man einen Redemeister? Redelehrlinge sind im Gegensatz zu Redemeistern Menschen, die das Reden noch üben müssen.

Anmerkungen:
- Die drei Aspekte Blick, Körperhaltung, Stimme sollten ausführlich erarbeitet werden.
- Sollten die Kinder selber nicht auf die verschiedenen Aspekte kommen, so können Sie die Merkmale eines Redelehrlings übertrieben vorspielen (Blick gesenkt, zusammengesunkene Körperhaltung, leise Stimme).

Übung Reden:
Nun wollen wir einmal ausprobieren, wie es sich anfühlt, als Redelehrling oder als Redemeister zu sprechen.

Wir stehen mal alle auf und stellen uns zuerst so hin, wie ein Redelehrling steht (➡ Sie machen es vor). *Jetzt schauen wir wie ein Redelehrling* (➡ Sie machen es vor).

Und jetzt sprechen wir wie ein Redelehrling und sagen einfach mal den Satz: »Ich rede jetzt wie ein Redelehrling.«

Nun setzen wir uns erst mal wieder hin. Wie habt ihr euch gefühlt als Redelehrlinge? (Sicher oder unsicher? Gut oder schlecht? …)

Als Nächstes werden wir ausprobieren, wie ein Redemeister spricht:

Wir stehen alle noch einmal auf und stellen uns so hin, wie ein Redemeister steht (➡ Sie machen es vor). *Jetzt schauen wir wie ein Redemeister* (➡ Sie machen es vor).

Und jetzt sprechen wir wie ein Redemeister und sagen den Satz: »Ich bin ein Redemeister.«

Wir setzen uns wieder hin. Wie ging es euch als Redemeister? Wie fühlt sich ein Redemeister?

Anmerkung:

- Die Kinder sind sehr viel motivierter, wenn Sie die Übungen nicht nur vormachen, sondern diese auch gemeinsam mit den Kindern durchführen.

8.5 Arbeitsblatt: Redemeister

Methode: Arbeitsblatt	Vorbereitung: ✓ AB 09 Redemeister ✓ Stifte ✓ Schere ✓ Kleber

Beschreibung/Ziele:

Die Kinder sollen die drei Kennzeichen eines Redemeisters aus einer Reihe von Eigenschaften herausfinden. Diese sind auf Pfeile geschrieben (AB 09), die die Kinder dann ausschneiden und auf eine Vorlage kleben, die den Redemeister darstellt.

Wörtliche Instruktion:

Nun setzen wir uns wieder an den Tisch. Ihr seht hier auf dem Blatt einen Redemeister und auf dem anderen Blatt viele Eigenschaften auf Pfeile geschrieben. Jetzt bin ich gespannt, ob ihr die Eigenschaften des Redemeisters noch wisst. Wer sie gefunden hat, schneidet sie aus und klebt sie an die entsprechende Stelle auf dem Blatt des Redemeisters.

Anmerkungen:

- Unter Umständen kann es wichtig sein, die Eigenschaften vorzulesen und gemeinsam die Lösungen zu finden.

- Bei besonders schwachen Kindern kann es darüber hinaus hilfreich sein, die Schneidearbeiten zu übernehmen.

8.6 Aktion: Guter und schlechter Redner

Methode: Aktion	Vorbereitung: ✓ DIN-A3-Pappen ✓ M 09 Collage

Beschreibung/Ziele:
Sie führen die Unterscheidung zwischen einem »guten« und einem »schlechten Redner« ein und lassen die Kinder die Merkmale eines guten Redners mithilfe einer Collage erarbeiten Die Motivation zur Beschäftigung mit diesem Thema steigern Sie, indem Sie mit den Kindern die Vorteile eines guten Redners erarbeiten. Die Kinder lernen, bewusster mit Sprache umzugehen. Das erworbene Wissen dient als Grundlage zum Aufbau kommunikativer Fertigkeiten.

Wörtliche Instruktion:
Heute geht es um das Thema »Reden«. Wir basteln ein Plakat zum »guten Redner«. Wer von euch hat eine Idee, woran man einen guten Redner erkennt? Einen guten Redner erkennt man nicht nur an seiner Sprache, woran kann man einen guten Redner noch erkennen? Alle Merkmale schreiben wir auf einen der Kreise hier in der Mitte des Plakates.

Nun bekommt jeder von euch Pfeile, auf die jeder für sich schreiben soll, warum gute Redner schlechten Rednern gegenüber klar im Vorteil sind! Auf den Pfeilen sollen also die Vorteile von guten Rednern stehen. Wenn ihr fertig seid, lest ihr sie vor, und wir kleben sie um die Kreise.

Anmerkungen:
- Die Kinder sollten auf mindestens fünf verschiedene Aspekte kommen: Körperhaltung, Blick, Stimme, Inhalt, Offenheit/Freundlichkeit…
- Sollten den Kindern selber die verschiedenen Aspekte nicht einfallen, so können Sie einen schlechten Redner übertrieben vorspielen (Blick gesenkt, zusammengesunkene Körperhaltung, leise Stimme).

8.7 Arbeitsblatt: Guter Redner

Methode: Arbeitsblatt	Vorbereitung: ✓ AB 10 Guter Redner ✓ Stifte

Beschreibung/Ziele:
Die Kinder sollen die fünf Kennzeichen eines guten Redners zur Vertiefung auf ihrem Arbeitsblatt sammeln.

Wörtliche Instruktion:
Nun setzen wir uns wieder an den Tisch. Ihr bekommt ein Blatt, auf dem ihr die fünf Kennzeichen eines guten Redners sammeln sollt.

Anmerkung:
- Unter Umständen können die Punkte gemeinsam erarbeitet werden.

8.8 Rollenspiel: Meisterprüfung

Methode: Rollenspiel	Vorbereitung: ✓ M 10 Punkte ✓ AB 11 Redemeister-Urkunde

Beschreibung/Ziele:
Bei der Meisterprüfung geht es darum, dass die Kinder in einer kurzen Rollenspielszene einen Redemeister spielen, während die anderen Kinder Meisterprüfer sind und beurteilen müssen, ob der Prüfling seine Prüfung in allen drei Punkten bestanden hat. Die Kinder wenden somit die Merkmale des Redemeisters praktisch an und verbessern in der Rolle der Prüfer ihre Wahrnehmung. (Sofern die Einleitung zum Meisterredner nicht erfolgt ist, werden die Merkmale vom Meisterredner vor dem Rollenspiel eingeführt.)

Wörtliche Instruktion:
Nun spielen wir das Spiel Meisterprüfung! Jeder von euch kann das Spiel gewinnen und Meisterredner werden. Es ist ganz einfach: Ein Kind spielt

den Lehrlingsredner und die anderen Kinder sind Meisterprüfer, die beurteilen, ob der Redner an alle drei Punkte gedacht hat.

Ich stelle dem Redner zunächst einige Fragen:

Schön, dass du da bist, du willst Redemeister werden? Am besten, du sagst uns erst mal, wie du heißt. Und wo wohnst du? Was sind deine Hobbys? Warum ist es gut, Redemeister zu sein?…

Prima, dass du gleich so mutig warst! Nun sind die Meisterprüfer dran: Was habt ihr gesehen? Hat … wie ein Redemeister gestanden (gerade und aufrecht)? Hatte … den Blick eines Redemeisters? Hatte… auch die Stimme eines Redemeisters (klar und deutlich)?

Wer es nicht gleich schafft, auf alles zu achten, darf es noch mal probieren. Alle, die es geschafft haben, bekommen eine Urkunde als Redemeister.

Anmerkungen:

- Hinweise zu Rollenspielen finden Sie auf Seite 173
- Wichtig ist, dass Sie als Interviewer dafür sorgen, dass nicht das Gefühl einer angespannten »Prüfungssituation« entsteht.
- Durch die Art der Fragen können Sie auf die speziellen Bedürfnisse und Fähigkeiten der Kinder reagieren. Unsicheren Kindern stellen Sie leichte Fragen, auf die sie nur kurze Antworten geben müssen. Sind die Kinder sicherer, können Sie auch Fragen stellen, die stärker herausfordern.

8.9 Rollenspiel: Richterspiel

Methode: Rollenspiel	Vorbereitung: ✓ M 11 Punkte ✓ Stift

Beschreibung/Ziele:

Beim Richterspiel geht es darum, dass die Kinder in einer kleinen Rollenspielszene einen guten Redner spielen sollen, während die anderen Kinder Richter sind und beurteilen müssen, ob sich das Rollenspielkind in allen Aspekten wie ein guter Redner verhalten hat. Sofern einem Kind einzelne Aspekte noch nicht gelingen, motivieren Sie es, das Rollenspiel noch einmal zu wagen. Erworbene Handlungskompetenzen finden in dieser Übung Anwendung. (Sofern die Einleitung zum guten und schlechten Redner nicht erfolgt ist, werden die Merkmale von guten und schlechten Rednern vorgeschoben.) Diese Übung eignet sich für ältere Kinder (10 – 13), alternativ sollte die Meisterprüfung für jüngere Kinder durchgeführt werden.

Wörtliche Instruktion:
Nun spielen wir das Richterspiel. Beim Richterspiel darf immer ein Kind einen Redner spielen, während die anderen Kinder Richter sind. Alle Kinder spielen dasselbe.

Ihr stellt euch vor, dass ihr umgezogen seid und neu in eine Klasse kommt. Am ersten Schultag betretet ihr das Klassenzimmer und der Lehrer bittet euch, euch vorzustellen. (Alternative Szenen s. Anmerkungen)

Als neue Schülerin würde ich erst mal sagen, wie ich heiße, wo ich vorher gewohnt habe und was meine Hobbys sind.

Wenn ihr fertig seid, kommen die Richter zum Zug und sollen beurteilen, ob der Redner auf alle wichtigen Punkte geachtet hat. Wer es nicht ganz geschafft hat, darf es noch mal probieren.

… Prima, dass du gleich so mutig warst! Nun sind die Richter dran: Hat … wie ein guter Redner gestanden? Wie ein guter Redner geschaut? Wie ein guter Redner gesprochen? War der Inhalt gut? War er offen und freundlich? (➡ Konnten einzelne Aspekte nicht umgesetzt werden, fragen Sie die anderen Kinder, was das Kind besser machen könnte. Dann wird das Rollenspiel wiederholt.)

Super, nun warst du ein perfekter »guter Redner«, und somit gebe ich dir alle fünf Punkte. Nun ist … dran.

Anmerkungen:
- Hinweise zu Rollenspielen finden Sie auf Seite 173
- Falls die Szene für die Gruppe nicht passend erscheint, können Sie auch andere Vorgaben machen, wie z. B. ein Einkauf in einem Geschäft, die Frage nach einem Weg oder ein Vorstellungsgespräch.
- Unsichere Kinder können Sie unterstützen, indem Sie engmaschige einfache Fragen stellen.

8.10 Alltagstransfer: Beobachtung guter/schlechter Redner

Methode: Alltagstransfer	Vorbereitung: ✓ HA 10 Beobachtung

Beschreibung/Ziele:
Die Kinder sollen ihre Fremdwahrnehmung schulen sowie das Gelernte über die Merkmale eines guten Redners anwenden, indem sie andere Menschen beim Reden beobachten. Mithilfe der Merkmale des guten Redners sollen sie anschließend eine Situation beschreiben und entscheiden, ob die Person ein guter oder schlechter Redner war.

Wörtliche Instruktion:
In der nächsten Woche ist eure Aufgabe, die Augen offen zu halten und andere Redner zu beobachten. Ihr sollt eine Situation, in der ihr eine andere Person beim Reden beobachtet habt, beschreiben und dabei auf die Merkmale eines guten Redners achten. Abschließend sollt ihr entscheiden, ob die Person ein guter oder schlechter Redner war.

Anmerkung:
- Besprechen Sie mit den Kindern in der Stunde, wo und in welchen Situationen sie andere Redner beobachten können.

8.11 Alltagstransfer: Übung – Ich bin ein guter Redner

Methode: Alltagstransfer	Vorbereitung: ✓ HA 11 Anwendung guter Redner

Beschreibung/Ziele:
Aufgabe ist es, zu Hause noch einmal das Gelernte anzuwenden und so zu vertiefen. Die Kinder sollen sich hierfür eine Situation aussuchen, in der sie gezielt noch einmal versuchen, alle Merkmale eines guten Redners anzuwenden, und sich dabei selbst beobachten.

Wörtliche Instruktion:
Ihr habt heute gelernt, worauf ein guter Redner achten muss. In der nächsten Woche sollt ihr euch eine Situation aussuchen, in der ihr gerne ein guter Redner sein möchtet, und es ausprobieren. Berichtet anschließend, wie es geklappt hat.

Anmerkung:
- Sie können bereits in der Stunde mit den einzelnen Kindern die Situationen festlegen (z. B. etwas einkaufen, nach dem Weg fragen).

9. Gruppenübungen zu Freundschaft

9.1 Fallbeispiel/Hintergrund

Nach den Sommerferien kommt Tom (11 Jahre) in eine neue Schule. »Endlich ein Neustart, da kann er sicher Freunde finden«, hoffen die Eltern. Traurig berichtet er in der Therapiestunde: »Keiner aus der alten Klasse hat sich von mir verabschiedet. Die haben gar nicht bemerkt, dass ich nicht mehr komme. Ich hatte einen Kuchen zum Abschied mit, habe ihn aber nicht verteilt.« Ich ließ ihn ein Bild malen, wie die anderen Kinder ihn sehen. Seine Aussage »Die sehen mich wie einen blöden Witzbold« stand im Kontrast zu dem 1,5 cm kleinen, mit Bleistift gezeichneten, Jungen, den er in die unterste linke Ecke des Blattes malte. Er ging nicht davon aus, dass die neue Schule neue Möglichkeiten bot, Kontakte aufzubauen. Schon zu lange hatte er resigniert. Er hat sich hoffnungslos mit der Tatsache abgefunden, dass er »eben zu blöd ist«. Alle vorsichtigen, unsicheren Versuche zur Kontaktaufnahme wurden von den anderen entweder gar nicht registriert oder führten nicht zum gewünschten Erfolg. Auf die Fragen, was die anderen Kinder denn Positives an ihm entdecken könnten und was er tun könne, damit die anderen seine positiven Seiten auch zu Gesicht bekämen, fiel ihm erst im Laufe der folgenden Therapiestunden etwas ein.

Hintergrund der Sitzung:
Die Themen »Freunde finden, Freunde haben« sind für Kinder und Eltern gleichermaßen ein äußerst brisantes und sensibles Thema. Einem Kind, das sich als Außenseiter empfindet, fehlen nicht nur die Spielpartner, die auch in Krisenzeiten Halt geben könnten, sondern es entstehen oft ein ungünstiges Selbstbild und passiv-resignative Hilflosigkeit. Um dieser Negativspirale zu entfliehen, ist es im ersten Schritt hilfreich, den Kindern konkrete Ideen und Verhaltensweisen an die Hand zu geben, zunächst einmal den ersten Schritt zu wagen und Kontakt zu anderen Kindern aufzunehmen. Im Folgenden sollten dann Ideen entwickelt werden, welche Aktivitäten gemeinsam unternommen werden können.

Bereits einzelne positive Erfahrungen können den Ausgangspunkt dafür bieten, das Selbstbild der Kinder zu revidieren. Wobei die Förderung von Selbstsicherheit und Unterstützung beim Aufbau eines positiven Selbstbildes Therapieziele bleiben müssen, die sich an die Vermittlung von praktischen Handlungsstrategien zum Kontaktaufbau anschließen sollten.

Therapieziele:
Erweiterung des Verhaltensrepertoires in Bezug auf Kontaktaufnahme zu anderen Kindern. Diversifizierung von Aktivitäten, die gemeinsam mit anderen unternommen werden können. Aufbau von Kommunikationsfähigkeiten, Selbstwert und Selbstsicherheit.

9.2 Überblick: Übungen Freundschaft

Übung		**Alter**	**Gruppen-größe**	**Ziel**	**Zeit Min.**
Guter Freund		8–13	1–15	Einführung Freundschaft	5
Freundschaftstheater		8–10	3–15	Anwendung Kontaktaufnahme Verhaltensrepertoire	15
Freunde finden		8–10	1–25	Vertiefung Kontaktaufnahme Verhaltensrepertoire	5
»Sag's mir«		10–13	3–10	Vertiefung Kontaktaufnahme Verhaltensrepertoire	10
Aktionen mit Freunden		8–10	1–25	Einführung Erweiterung Verhaltensrepertoire	5
Neue Ideen		10–13	1–25	Einführung Erweiterung Verhaltensrepertoire	5
Eine Unternehmung planen		8–10	1–25	Alltagstransfer Verhaltensrepertoire erweitern	2

Übung		Alter	Gruppen-größe	Ziel	Zeit Min.
Etwas Neues aus-probieren		10–13	1–25	Alltagstransfer Verhaltensrepertoire erweitern	2
Mein guter Freund		a) 8–10 b) 10–13	1–25	Alltagstransfer Fremdwahrnehmung	2

9.3 Rederunde: Guter Freund

Methode: Rederunde	Vorbereitung: ✓ M 12 Guter Freund

Beschreibung/Ziele:

Sie führen das Thema Freundschaft ein und lassen die Kinder auf einem Blatt (auf das Sie ein Kind malen) Eigenschaften eines guten Freundes sammeln. Ziel ist es, die Kinder für das Thema zu sensibilisieren und ein positives Bild von anderen Kindern aufzubauen.

Wörtliche Instruktion:

Heute geht es um das Thema Freundschaft! Sicher freut sich jeder von uns, wenn wir einen guten Freund haben. Ich habe hier ein Blatt in die Mitte gelegt, das einen guten Freund zeigt. Lasst uns mal sammeln, was einen guten Freund ausmacht? Wie verhält sich ein guter Freund, welche Eigenschaften hat ein guter Freund? Wem etwas einfällt, kann es erst sagen und dann hier auf das Blatt schreiben.

Anmerkungen:

- Achten Sie darauf, dass die Kinder wirklich positive Eigenschaften eines Freundes nennen, wie beispielsweise: der hält immer zu mir, mit dem kann ich gut Fußball spielen, dem kann ich alles sagen, der lästert nicht über mich …
- Nennen die Kinder negative Verhaltensweisen, wie beispielsweise: »Mit dem kann ich heimlich rauchen«, sollten die negativen Folgen herausgearbeitet werden.

9.4 Rollenspiel: Freundschaftstheater

Methode: Rollenspiel	Vorbereitung: ✓ M 13 Szenen

Beschreibung/Ziele:
Den Kindern werden drei kurze Szenen (M 13 Karten mit Freundschaftsgeschichten) mit Möglichkeiten zur Kontaktaufnahme vorgegeben, die sie nachspielen und bewerten sollen. Ziel ist es, zwischen positiven und negativen Wegen der Kontaktaufnahme differenzieren zu lernen.

Wörtliche Instruktion:
Jeder und jede von uns hat sicher gerne Freunde, aber die spannende Frage ist, wie wir Freunde finden. Einigen fällt es leicht, Freunde zu finden, anderen eher schwer. Ich habe drei kleine Theaterstücke mitgebracht von Kindern, die versucht haben, Freunde zu finden. Wir wollen die Theaterstücke nachspielen und überlegen, ob die Kinder gute oder schlechte Ideen hatten, Freunde zu finden. Wenn ich stopp sage, ist das Theaterstück vorbei.

Sie lassen die Theaterstücke nacheinander spielen (Einteilung s. Anmerkung). Nach jedem Stück lassen Sie die Kinder bewerten.

Wir machen eine Abstimmung. Wer denkt, dass das Kind der Geschichte eine gute Idee hatte, um Freunde zu finden, hält den Daumen nach oben, wenn ihr denkt, es war eine schlechte Idee, haltet ihr den Daumen nach unten. Wer ist der Meinung, dass es eine gute Idee war? Und wer denkt, dass es eine schlechte Idee war? Was habt ihr beobachtet, warum war es gut oder schlecht?

Anmerkungen:
- Je nach Gruppengröße spielen entweder alle Kinder alle Szenen, oder Sie lassen Dreier-, Vierer-Gruppen bilden, sodass jede Gruppe eine Szene spielt und die jeweils anderen Kinder bewerten.
- Bei harmonischen Gruppen können Sie jede Karte einem Kind geben, das als Regisseur bestimmen darf, wer wen spielt.
- Einfacher ist es manchmal, wenn Sie selber die Rollen festlegen.

9.5 Arbeitsblatt: Freunde finden

Methode: Arbeitsblatt	Vorbereitung: ✓ AB 12 Tipps

Beschreibung/Ziele:
Auf dem Arbeitsblatt ist die »optimale« Geschichte abgedruckt, wie Kinder auf andere Kinder zugehen können. Die Kinder sollen alle guten Tipps unterstreichen, die in der Geschichte versteckt sind.

Wörtliche Instruktion:
Hier haben wir die Geschichte von einem Kind, das gut Bescheid wusste, wie es Freunde finden kann. Es sind viele Tipps darin versteckt, die man beachten kann, um Freunde zu finden. Sucht die Tipps und unterstreicht sie.

Anmerkung:
- Insgesamt sollen die Kinder sechs Tipps unterstreichen.

9.6 Rollenspiel: »Sag's mir«

Methode: Rollenspiel	Vorbereitung: ✓ Kleine Verkleidung Kind

Beschreibung/Ziele:
Sie tauschen mit den Kindern die Rollen, indem sie jemanden spielen, der keine Freunde hat. Sie lassen sich von den Kindern beraten, was sie tun können, um Freunde zu finden. Ziel ist es, dass die Kinder selber Lösungsmöglichkeiten generieren. Die Übung kann als Alternative zum Freundschaftstheater genutzt werden und eignet sich besonders gut für ältere Kinder.

Wörtliche Instruktion:
Nun machen wir einen Rollentausch. In den nächsten Minuten bin ich ein Kind, das keine Freunde findet, und ihr gebt mir Tipps, was ich machen kann, um Freunde zu finden.

Sie setzen sich auf einen gesonderten Stuhl und setzen sich beispielsweise ein Käppi oder Ähnliches auf und beginnen, Ihre Geschichte zu erzählen.

»Ich heiße… und bin in der 5. Klasse. Keiner in der Klasse will etwas mit mir zu tun haben. Was kann ich machen?«

Anmerkungen:

- Falls die Kinder nur wenige Ideen haben, können Sie selber Vorschläge machen und die Kinder fragen, ob sie denken, dass das eine gute Idee ist.
- Beispiele, die Sie oder die Kinder bringen könnten, wären: Am Nachmittag etwas unternehmen, nach gemeinsamen Hobbys suchen, auf Kinder zugehen, die ebenfalls allein sind, sich Freizeitbeschäftigungen außerhalb der Schule suchen, sich neben ein Kind im Bus setzen und ein Gespräch beispielsweise über die Hausaufgaben beginnen…

9.7 Arbeitsblatt: Aktionen mit Freunden

Methode: Arbeitsblatt	Vorbereitung: ✓ AB 13 Aktionen

Beschreibung/Ziele:
Auf dem Arbeitsblatt sollen die Kinder für verschiedene Freunde Aktionen überlegen, die sie mit ihnen unternehmen können. Sie sollen dadurch zum einen sensibel werden für die Bedürfnisse der anderen Kinder und neue Ideen erhalten, was sie mit anderen Kindern unternehmen könnten. Somit soll sich ihr Verhaltensrepertoire erweitern.

Wörtliche Instruktion:
Hier seht ihr einige Kugeln. In jede Kugel sollt ihr den Namen eines Freundes reinschreiben oder die Namen von Kindern, die ihr kennt. Darunter schreibt ihr, was ihr gerne mit dem Kind unternehmt bzw. was ihr unternehmen könntet.

Anmerkung:

- Falls den Kindern auch nach Ermutigung nur wenige Kinder einfallen oder sie Geschwister nennen, können Sie dies auch zulassen. Wichtig ist es, dass die Kinder viele Ideen für Beschäftigungen finden.

9.8 Arbeitsblatt: Neue Ideen

Methode: Arbeitsblatt	Vorbereitung: ✓ AB 14 Neue Ideen

Beschreibung/Ziele:
In die Mitte des Arbeitsblattes sollen die Kinder den Namen eines Freundes schreiben und die Tätigkeit, die sie mit dem Freund am häufigsten machen. In die Wolken sollen sie Tätigkeiten schreiben, die sie in Zukunft zusätzlich machen können. Ziel ist es, möglichst viele Verhaltensalternativen zu generieren.

Wörtliche Instruktion:
Hier in der Mitte seht ihr einen Kreis und viele Wolken. In die Mitte sollt ihr jemanden schreiben, mit dem ihr gerne etwas unternehmt oder unternehmen würdet und die Tätigkeit, die ihr am häufigsten unternehmt, z. B. Fritz: Playstation.

In die Wolken schreibt ihr Tätigkeiten, die ihr mit der gleichen Person vielleicht darüber hinaus auch unternehmen könntet.

Anmerkung:

- Falls den Kindern auch nach Ermutigung kein Kind einfällt, können sie auch jemanden aufschreiben, mit dem sie sich wünschen, mehr Zeit zu verbringen.

9.9 Alltagstransfer: Eine Unternehmung planen

Methode: Alltagstransfer	Vorbereitung: ✓ HA 12 Unternehmung planen

Beschreibung/Ziele:
Die Kinder sollen gemeinsam mit ihren Eltern eine Unternehmung planen, die sie mit einem anderen Kind durchführen können. Falls es nicht möglich ist, diese sofort umzusetzen, reicht auch die Beschreibung der Planung.

Wörtliche Instruktion:
In der nächsten Woche sollt ihr eine Unternehmung mit einem anderen Kind planen. Schreibt eure Planung auf den Zettel und auch, ob ihr die Planung umgesetzt habt.

9.10 Alltagstransfer: Etwas Neues probieren

Methode: Alltagstransfer	Vorbereitung: ✓ HA 13 Neues probieren

Beschreibung/Ziele:
Die Kinder sollen mit einem der Freunde eine der neuen Ideen ausprobieren und ihre Erfahrungen damit aufschreiben. Falls es nicht möglich ist, diese sofort umzusetzen, reicht auch die Beschreibung der Planung. Ziel ist es, die Handlungsmöglichkeiten der Kinder zu erweitern.

Wörtliche Instruktion:
In der nächsten Woche sollt ihr eine der neuen Ideen ausprobieren. Schreibt eure Planung auf den Zettel und auch, ob ihr die Planung umgesetzt habt.

Anmerkungen:
- Sie können gegebenenfalls bereits in der Stunde mit den Kindern festlegen, mit welchem Freund sie etwas Neues planen möchten.

9.11 Alltagstransfer: Mein guter Freund

Methode: Alltagstransfer	Vorbereitung: ✓ HA 14a/b Mein guter Freund

Beschreibung/Ziele:
Die Kinder sollen sich noch einmal intensiv mit dem Thema Freunde auseinandersetzen, indem sie sich zu Hause überlegen, was einen guten Freund für sie ausmacht.

Wörtliche Instruktion:
Eure Aufgabe für die nächste Woche ist es, euch zu Hause zu überlegen, wie ein guter Freund für euch sein muss. Überlegt euch, welche Eigenschaften dieser Freund haben sollte. Ihr könnt dabei einen Freund beschreiben, den ihr habt, und uns erzählen, welche Eigenschaften ihr an ihm mögt. Ihr könnt euch aber auch einen Freund ausdenken, wie ihr ihn euch wünscht.

Anmerkung:
- Für ältere Kinder können Sie als Alternative das Arbeitsblatt in Tabellenform benutzen.

10. Gruppenübungen zu Streit I (Auslöser/Wahrnehmung)

10.1 Fallbeispiel/Hintergrund

Mist, Felix hat beim Abschreiben eines Gedichtes ein Wort vergessen – dabei hat er sich so fest vorgenommen, das Blatt extra schön zu schreiben. So ein Ärger, nun muss er den ganzen Satz neu schreiben! Na ja, halb so schlimm, denn zum Glück hat er ja mit Bleistift vorgeschrieben. Aber da taucht schon das nächste Problem auf: Er hat keinen Radiergummi … Ah, sieht er erleichtert, da liegt ja einer, neben dem Federmäppchen von seinem Tischnachbarn Lukas! Erleichtert nimmt er ihn und beginnt, das erste Wort wegzuradieren! »Gib mir sofort meinen Radiergummi wieder!«, zischt Lukas. »Gleich, ich muss noch den Satz …« versucht Felix zu sagen und verbirgt den Radiergummi sicher in seiner fest geschlossenen rechten Hand. »Nein, sofort«, entgegnet Lukas, greift nach dem Radiergummi und versucht, die Hand zu öffnen. »Aua, lass sofort meine Hand los, du brichst mir ja meine Finger«, wehrt sich Felix unter Schmerzen und bohrt Lukas seinen Fingernagel in dessen Hand. Schon spürt er einen gehörigen Fußtritt am Schienbein! Nun reicht's, Felix boxt Lukas in den Bauch, dieser wirft sich auf ihn, und beide landen auf dem Fußboden. Die Lehrerin versucht, die beiden zu trennen. »Was in aller Welt ist passiert?« – »Lukas hat angefangen«, schreit Felix noch rot voll Zorn und voller Überzeugung, »er wollte meine Finger brechen!« – »Gar nicht wahr«, wehrt sich Lukas, »du hast mich gekratzt.« Den wahren Auslöser hatten beide schon längst vergessen.

Hintergrund:
Streitsituationen entfachen sich in der Regel sehr schnell, sind emotionsgeladen und lösen bei allen Beteiligten bestimmte typische Verhaltensmuster aus. Eine differenzierte Auseinandersetzung mit der Situation ist nicht mehr möglich. Je nach Persönlichkeit und Charakter des Kindes sind Ursachenzuschreibungen und Lösungsstrategien oft automatisiert. So fühlen sich einige Kinder, wie Lukas beispielsweise, sofort

persönlich angegriffen und reagieren mit Abwehr, andere reagieren mit Schuldvorwürfen gegen sich selber und ziehen sich wehrlos zurück. Diese oft sehr starren Reaktionsmuster können dazu führen, dass Situationen falsch eingeschätzt werden und Reaktionen nicht angemessen sind. Im ersten Schritt ist es somit entscheidend, dass die Kinder die Ausgangssituationen gut beobachten und richtig interpretieren. Bevor die Kinder lernen, angemessen zu reagieren, ist es erforderlich, dass sie Auslöser von Streit erkennen und angemessen bewerten. Sie sollen dabei lernen, dass es unterschiedliche Formen von Streit gibt, die jeweils mit sehr verschiedenen Ursachen in Verbindung stehen. Eine Streitsituation richtig einzuschätzen, kann bereits dazu führen, dass eine Eskalation vermieden wird.

Therapieziele:
Differenzierte Wahrnehmung von Ausgangssituationen, Emotionsregulation, Impulskontrollsteuerung

10.2 Überblick: Übungen Streitauslöser

Übung		Alter	Gruppengröße	Ziel	Zeit Min.
Was ist Streit	☼	8–13	3–10	Einführung Streit	5–10
Streitauslöser	👄	8–13	1–10	Einführung Streitauslöser	5
Streitforscher	☊	10–13	3–25	Vertiefung Wahrnehmung Streitauslöser	10
Hitliste Streitauslöser	☼	10–13	3–25	Einführung Selbstwahrnehmung Streitverhalten	5
Mein »Lieblingsstreit« (Comic)	☼	8–13	1–25	Vertiefung Selbstwahrnehmung Streitverhalten	10
Hitliste Streitauslöser	✎	8–13	1–25	Vertiefung Selbstwahrnehmung Streitverhalten	5

▶

Übung		Alter	Gruppen-größe	Ziel	Zeit Min.
Streit-auslöser beobachten		10–13	1–25	Alltagstransfer Fremdwahrnehmung	2
Streit-auslöser malen		8–10	1–25	Alltagstransfer Fremdwahrnehmung	2
Umfrage Streit-auslöser		8–13	1–25	Alltagstransfer Fremdwahrnehmung	2

10.3 Aktion: Was ist Streit?

Methode: Aktion	Vorbereitung: ✓ Kleine Zettel ✓ AB 15 Überschriften

Beschreibung/Ziele:
Diese Übung eignet sich zur Einführung in das Thema Streit. Sie lassen die Kinder auf kleine Zettel jeweils ein Wort oder einen Gedanken zu Streit aufschreiben. Indem Sie diese mit den Kindern zusammen sortieren, arbeiten Sie heraus, dass es 1. Auslöser für Streit gibt (Eifersucht, Missverständnisse ...), 2. Gefühle im Streit (Wut, Ärger, Hilflosigkeit), 3. Streitverhalten (kämpfen, schreien) und 4. Streitlösungen. Durch diese Übung sollen die Kinder lernen, Streitsituationen differenzierter wahrzunehmen.

Wörtliche Instruktion:
Heute geht es um das Thema Streit. Jeder von uns hat sich schon mal gestritten, daher wollen wir zunächst sammeln, was ihr alles schon über Streit wisst. Ihr bekommt kleine Zettelchen, auf die ihr jeweils ein Wort oder einen Satz zu Streit schreibt.

Wenn ihr alle fertig seid, lest ihr eure Zettel vor und legt sie in die Mitte. Wir wollen sie in vier Gruppen einteilen und den Gruppen dann Überschriften geben.

Anmerkungen:

- Lassen Sie die Kinder wenn möglich folgende Überschriften selber erarbeiten: Streitauslöser, Streitgefühle, Streitverhalten und Streitlösungen.
- Achten Sie darauf, dass wirklich nur ein Stichpunkt auf einen Zettel geschrieben wird.

10.4 Rederunde: Streitauslöser

Methode: Rederunde	Vorbereitung: ✓ M 14 Ursachenkarten

Beschreibung/Ziele:
Sie erarbeiten mit den Kindern in einer Rederunde verschiedene Auslöser für Streit. Ältere Kinder können selber auf Ideen kommen, während sie bei jüngeren die Ursachenkarte benutzen, anhand derer Sie die verschiedenen Ursachen erklären. Ziel dieser Übung ist es, die Wahrnehmung für verschiedene Situationen zu schärfen und damit Fehlinterpretationen vorzubeugen. Das Finden von Beispielen führt zu höherer persönlicher Involviertheit.

Wörtliche Instruktion:
Nicht alle Streitsituationen sind gleich. Es gibt verschiedene Auslöser für Streit. Was für Auslöser fallen euch ein?

Für jüngere Kinder:
Ich habe euch heute mal ein paar Gründe mitgebracht, die hier auf Kärtchen stehen:

1. *Missverständnisse:*
   Ein Missverständnis kommt immer dann zustande, wenn jemand etwas ohne bösen Willen tut oder sagt und eine andere Person versteht es falsch und denkt, es wäre mit böser Absicht geschehen.
2. *Aus Spaß wird Ernst:*
   Manchmal kommt es zu Streit, wenn zwei Kinder miteinander spielen und dabei kämpfen. Eine Zeit lang ist es lustig, aber eines der beiden Kinder fühlt sich verletzt, ohne dass das andere Kind es merkt.
3. *Andere machen dir etwas kaputt oder tun dir weh:*
   Zu Streit kann es auch kommen, wenn andere Kinder oder Erwachsene dir etwas antun, was dir wehtut oder dich traurig macht.
4. *Du machst anderen etwas kaputt oder tust ihnen weh:*
   Und es gibt auch Situationen, in denen du selber anderen etwas antust oder ihnen wehtust.
5. *Eifersucht:*
   Wenn jemand gerne etwas hätte, was einem anderen gehört, oder gerne etwas können würde, was ein anderer kann, kann es auch zu Streit kommen.
6. *Rache:*
   Manchmal kommt es zu Streit, weil sich jemand früher über irgendjemand sehr geärgert hat und es der anderen Person heimzahlen will.

Anmerkungen:

- Wenn Sie die älteren Kinder zunächst selber nach Ursachen suchen lassen, können Sie deren Ideen auch auf Karten visualisieren und diese mit den eigenen Karten ergänzen.

10.5 Spiel: Streitforscher

Methode: Spiel	Vorbereitung: ✓ M 14 Ursachenkarten ✓ M 15 Punkte

Beschreibung/Ziele:
Die Ursachenkarten werden unter den Kindern verteilt, ohne dass sie sehen, welche Karten die jeweils anderen Kinder haben. Sie denken sich für ihre Ursache ein Beispiel aus, das sie den anderen Kindern vorstellen. Die anderen Kinder raten, welche Ursache zugrunde liegt. Durch diese Übung wird der Bezug zu den Alltagssituationen der Kinder hergestellt, und sie lernen, diese zu reflektieren und Ausgangssituationen differenzierter zu betrachten.

Wörtliche Instruktion:
Im nächsten Spiel werden wir zu Streitforschern. Streitforscher kennen sich gut mit den Ursachen für Streit aus. Ich gebe jedem von euch eine Karte mit einer Ursache für Streit. Ihr überlegt euch, wann euch so etwas schon einmal passiert ist, und erzählt es den anderen. Die anderen Kinder raten dann die Ursache für den Streit. Wer die richtige Ursache erraten hat, bekommt einen Punkt!

Anmerkungen:
- Bei unsicheren Kindern oder großen Gruppen können Sie auch mehreren Kindern eine Karte geben, sodass diese sich gemeinsam ein Beispiel überlegen.
- Eine weitere Variation wäre es, die Beispiele malen zu lassen.
- Sollte das Beispiel nicht zu der Ursachenkarte passen, erarbeiten Sie mit der Gruppe, welche Ursachenkarte anstelle dieser passen würde.

10.6 Aktion: Hitliste der Streitauslöser

Methode: Aktion	Vorbereitung: ✓ M 14 Ursachen-karten

Beschreibung/Ziele:
Ausgehend von den Ursachenkarten für Streit, sollen die Kinder ihr persönliches Streitverhalten reflektieren. Um die Gruppe besser einschätzen zu können und die Bereitschaft der Kinder zu fördern, ihr eigenes Verhalten auch in der Gruppe zu betrachten, kann eine Hitliste der Streitauslöser erstellt werden. Sie gehen nacheinander die Ursachen durch. Die Kinder sollen sich melden, wenn ihnen eigene Beispiele mit der entsprechenden Ursache einfallen. Sie schreiben die Anzahl der Meldungen auf die Ursachenkarten und sortieren sie anschließend nach Häufigkeit.

Wörtliche Instruktion:
Nun wollen wir sehen, welche Ursachen bei uns am häufigsten vorkommen. Dafür wollen wir eine Hitliste erstellen. Ihr habt jetzt kurz Zeit zu überlegen, zu welchen Ursachen ihr Beispiele aus eurem Leben habt. Danach machen wir eine Abstimmung, bei der ihr euch meldet, wenn euch zu der speziellen Ursache ein Beispiel einfällt. Die Anzahl der Kinder, denen ein Beispiel einfällt, schreibe ich dann jeweils auf die Karte. Wenn alle Karten Punkte haben, schauen wir, wo die meisten Punkte sind, und sortieren die Karten nach Anzahl der Punkte.

Anmerkungen:

- Um zu verhindern, dass die Kinder sich bei allen Ursachen melden und eine Rangreihe nicht gebildet werden kann, ist es wichtig, die Kinder darauf hinzuweisen, sich nur dann zu melden, wenn ihnen tatsächlich Beispiele einfallen. Mitunter ist es sinnvoll, die Gruppe einzelne Beispiele nennen zu lassen.
- Das Finden von Beispielen stellt für die Kinder eine größere Herausforderung dar. Es kann hilfreich sein, bei den »schwierigen Ursachen« beispielhaft einige eigene Situationen zu nennen.
- Machen Sie den Kindern Mut, auch bei den sozial nicht erwünschten Ursachen (z. B. Ich will dem anderen einen Schaden zufügen) Bei-

spiele zu nennen. Auch an dieser Stelle ist es sehr hilfreich, wenn Sie modellhaft eigene Situationen nennen (z. B. irgendwann war ich mal so wütend auf meine Geschwister, dass ich ihnen etwas kaputtgemacht habe).

10.7 Aktion: Mein »Lieblingsstreit«

Methode: Aktion	Vorbereitung: ✓ Papier ✓ Stifte

Beschreibung/Ziele:
Mit dem Ziel, eigene typische Verhaltensmuster zu reflektieren, sollen sich die Kinder in der Übung mit den Streitauslösern beschäftigen, die bei ihnen selber am häufigsten vorkommen. Sie lassen die Kinder dazu einen Comic malen, eine Geschichte schreiben oder ein Bild erstellen.

Wörtliche Instruktion:
Jeder von uns ist einzigartig, und so sind auch die Auslöser für Streit unterschiedlich. Jeder von euch soll sich an eine typische Streitsituation (bzw. an eine, die bei euch besonders oft vorkommt) erinnern und diese dann den anderen vorstellen.

Ihr könnt darüber ein Comic malen, eine Geschichte schreiben oder ein Bild malen.

Sucht euch hier im Raum einen ungestörten Platz, ihr habt 10 Minuten Zeit.

Anmerkungen:

- Je nach Gruppenkonstellation kann es auch sinnvoll sein, eine der drei Methoden vorzugeben und diese genauer zu erklären bzw. mit Beispielen zu verdeutlichen.
- Unruhe in der Einzelarbeitsphase lässt sich dadurch vermindern, dass Sie betonen, dass die Kinder ihr »Werk« heimlich erstellen sollen. Die anderen sollen die Ergebnisse erst später sehen. Daher ist es wichtig, dass die Kinder einen Platz haben, der ungestört ist (Stuhl/Fußboden reicht aus).

10.8 Arbeitsblatt: Meine Hitliste

Methode: Arbeitsblatt	Vorbereitung: ✓ AB 16 Meine Hitliste

Beschreibung/Ziele:
Auf dem Arbeitsblatt erstellen die Kinder ihre eigene »Hitliste« der drei häufigsten Streitauslöser und benennen jeweils ein Beispiel. Hierdurch finden sie Zugang zu ihrem eigenen Verhalten und lernen, es zu reflektieren.

Wörtliche Instruktion:
Hier auf dem Arbeitsblatt findet ihr noch einmal die Gründe für Streit. In die Kästchen drunter sollt ihr die drei Ursachen aufschreiben, die bei euch am häufigsten vorkommen, und jeweils ein Beispiel dazu.

Anmerkung:
- Eventuell sammeln Sie die Beispiele mit den Kindern zusammen.

10.9 Alltagstransfer: Streitauslöser beobachten

Methode: Alltagstransfer	Vorbereitung: ✓ HA 15 beobachten

Beschreibung/Ziele:
In der Woche sollen die Kinder eine Streitsituation beobachten und die Auslöser herausfinden. Ziel ist es, das Gelernte anzuwenden, um Streitauslöser identifizieren zu können. Gleichzeitig wird die Fremdwahrnehmung trainiert.

Wörtliche Instruktion:
In der nächsten Woche sollt ihr einen Streit beobachten und herausfinden, welcher der Streitauslöser passt. Haltet die Augen auf und beobachtet die anderen. Schreibt hinterher auf, welche Situation ihr beobachtet habt und was der Streitauslöser war.

Anmerkung:

- Sie können mit den Kindern vorab besprechen, wo und in welchen Situationen sie gut beobachten können (z. B. Pausenhof, Geschwister …).

10.10 Alltagstransfer: Streitauslöser malen

Methode: Alltagstransfer	Vorbereitung: ✓ HA 16 Streitauslöser malen

Beschreibung/Ziele:
Die Kinder sollen sich noch einmal intensiver mit für sie typischen Gründen für Streit auseinandersetzen. Dies geschieht, indem sie einen häufigen Streitauslöser identifizieren und anschließend in einem Bild umsetzen.

Wörtliche Instruktion:
In der nächsten Woche sollt ihr euch überlegen, warum ihr euch häufig mit anderen streitet. Entscheidet euch für einen Streitauslöser, der bei euch häufig auftritt, und malt ein Bild dazu.

Anmerkung:

- Sie können bereits in der Stunde mit jedem Kind einen Streitauslöser festlegen.

10.11 Alltagstransfer: Umfrage Streitauslöser

Methode: Alltagstransfer	Vorbereitung: ✓ HA 17 Umfrage

Beschreibung/Ziele:
Zu Hause sollen sich die Kinder noch einmal mit dem Thema Streitauslöser auseinandersetzen, indem sie eine Umfrage in ihrer Familie zum Thema »typische Streitauslöser« machen.

Wörtliche Instruktion:
Jeder Mensch streitet sich ab und zu mit anderen. Das geht nicht nur euch so, sondern auch euren Eltern, Geschwistern und Großeltern. In der nächsten Woche sollt ihr in eurer Familie eine Umfrage zum Thema »Streitauslöser« machen. Findet heraus, warum sich andere Personen häufig streiten, und notiert alle Streitauslöser, die ihr gesammelt habt.

Anmerkung:

- Je nachdem, wie die familiären Verhältnisse der einzelnen Kinder sind, kann der Personenkreis natürlich auch auf Freunde, Nachbarn o. Ä. erweitert werden.

11. Gruppenübungen zu Streit II (Lösungen)

11.1 Fallbeispiel/Hintergrund

»Beate … Tomate …« Da war es wieder, sie hat es genau gehört, auch wenn es nur im Vorbeigehen geflüstert war. Von einer Sekunde zur anderen wird Beate knallrot. Verzweifelt versucht sie, ihr Gesicht hinter ihren Händen zu verbergen, und läuft mit den Tränen kämpfend zur nächsten Toilette. Sie kann sich das fiese Lachen ihrer Mitschülerinnen förmlich vorstellen. Auf der Toilette angekommen, kann sie ihren Tränen endlich freien Lauf lassen. An Tagen wie diesen – und sie kommen viel zu oft vor – ist es für Beate kaum auszuhalten, in der Schule zu bleiben. Noch immer aufgeregt, steht sie die letzten zwei Schulstunden durch, wartet nur noch auf den erlösenden Klang der Schulglocke und rennt nach Hause. Nur noch ihr Buch, ihr Zimmer und ihre Ruhe! Zu Hause angekommen, reißt sie die Tür auf, schmeißt Jacke, Schultasche und Schuhe in den Flur, stürmt in ihr Zimmer und knallt die Zimmertür hinter sich zu.
Zufluchtsort: Bett! Doch wo ist ihr Buch? Sie sucht es – ohne Erfolg. Plötzlich dämmert es ihr. Bestimmt hat Lisa es sich geklaut! Immer diese blöde Schwester! Sie stürmt in deren Zimmer und siehe, völlig ruhig und scheinbar unschuldig sitzt sie da und liest. Da explodiert Beate. »Gib sofort mein Buch her! Ich hasse dich!« Sie reißt ihr das Buch aus der Hand, kratzt sie am Arm und tritt beim Rausgehen noch einmal auf Lisas Fuß!

Hintergrund:
Unabhängig von den Auslösern von Streit erleben sich viele Kinder in Konfliktsituationen als unterlegen, weil ihnen die notwendigen Handlungsstrategien fehlen. Völlig hilflos und unsicher reagieren einige Kinder in bestimmten Situationen gar nicht oder passiv unterlegen, wie Beate in der Situation, in der sie sich provoziert fühlte. Ein solches Verhalten ermutigt andere Kinder oft, weiter zu provozieren, und birgt die

Gefahr, dass die Kinder immer weiter in »Sündenbockrollen« geraten. In anderen Fällen kommt es hingegen zu »Überreaktionen«. Hat sich bereits viel Frust angestaut, wie bei Beate in der Situation mit ihrer Schwester, oder reagieren die Kinder generell eher impulsiv, kommt es zu »explosionsartigen« Reaktionen, die auf Gegenwehr stoßen und somit zu Eskalationen führen. Um beiden Formen von sozial inkompetentem Verhalten zu begegnen, ist eine Vielfalt und Flexibilität von Handlungsalternativen, die einem Kind zur Verfügung stehen, von großer Bedeutung. Eine Reihe von Übungen hat zum Ziel, das Verhaltensrepertoire an sozial kompetenten Reaktionen zu erweitern und damit die Kinder in die Lage zu versetzen, angepasst an die jeweilige Situation sicher, angemessen und flexibel zu reagieren.

Therapieziele:
Erweiterung des Verhaltensrepertoires, Verbesserung der Handlungskompetenzen, Emotionsregulation, Selbstsicherheit

11.2 Überblick: Übungen Streitlösungen

Übung		**Alter**	**Gruppengröße**	**Ziel**	**Zeit Min.**
Streitlösungen		8–13	3–25	Einführung Konfliktlösung	5
Streitlösungen		8–13	3–10	Vertiefung Erweiterung Verhaltensrepertoire	15
Zauberwörter: Still und Stark		8–10	1–25	Einführung Strategien Erweiterung Verhaltensrepertoire	5
AB Zauberwörter		8–10	1–25	Vertiefung Strategien	5–10
Werbespot Still und Stark		10–13	3–25	Einführung Strategien Erweiterung Verhaltensrepertoire	15

Übung		Alter	Gruppengröße	Ziel	Zeit Min.
Werbespot		10–13	1–25	Vertiefung Strategien	5
Krafttraining		8–13	3–5	Anwendung Strategien	10–15
Fragebogen: Still und Stark		10–13	1–25	Vertiefung Selbstwahrnehmung	5
Streitlösungen beobachten		10–13	1–25	Alltagstransfer Fremdwahrnehmung Strategien	2
Streitlösungen anwenden		10–13	1–25	Alltagstransfer Anwendung Strategien	2
Bild: Still und stark im Streit		10–13	1–25	Alltagstransfer Vertiefung Strategien	2

11.3 Rederunde: Streitlösungen

Methode: Rederunde	Vorbereitung: ✓ Stuhlkreis

Beschreibung/Ziele:
Um bereits vorhandenes Wissen zu aktivieren und neue Gedankenanstöße zu erhalten, lässt sich der Themenkomplex zu Konfliktmanagement gut durch eine Rederunde einleiten, in der die Kinder Möglichkeiten nennen, die sie kennen, um Konflikte zu lösen.

Wörtliche Instruktion:
Nun geht es darum, wie man Streit lösen kann. Sicher habt ihr schon viel Erfahrung, was ihr tun könnt, damit sich ein Streit auflöst.

Wer mag beginnen? Falls sich kein Kind meldet, sprechen Sie eines direkt an. … (Name des Kindes) *Was kannst du tun, damit ein Streit aufhört?*

Anmerkungen:

- Loben Sie die Kinder für alle Lösungsansätze, die zu Deeskalation führen. Dies können Vorschläge sein wie beispielsweise: Hilfe holen, einfach weggehen, sich entschuldigen …
- Oft nennen Kinder auch kontraproduktive Vorschläge wie: Sich nichts gefallen lassen, zurückschlagen … Erarbeiten Sie in diesem Fall, wie diese Vorschläge zumindest längerfristig zu stärkerer Eskalation führen.

11.4 Rollenspiel: Streitlösungen

Methode: Rollenspiel	Vorbereitung: ✓ M 16 Streitgeschichten ✓ AB 17 Lösungen

Beschreibung/Ziele:
Es werden anhand einer typischen Streitsituation Lösungswege erarbeitet und in der Gruppe gesammelt. Die Kinder werden dann jeweils zu zweit in Gruppen geschickt. Eine der erarbeiteten Lösungen suchen Sie sich heraus und spielen diese den anderen Kindern vor. Diese sollen hinterher sagen, welche der Lösungsvorschläge ausgewählt wurden. Die Übung hat zum Ziel, dass das Verhaltensrepertoire der Kinder erweitert wird und Lösungsansätze nicht nur kognitiv erarbeitet werden, sondern das Verhalten gleich praktische Anwendung findet.

Wörtliche Instruktion:
Ich habe euch eine Streitsituation mitgebracht und bin gespannt, ob ihr dafür Lösungen findet.

Sofern zwei TherapeutInnen anwesend sind, spielen Sie die Szene vor, wenn nicht, lesen Sie sie den Kindern vor.

Nun bin ich gespannt, was euch für Lösungen einfallen. Alle guten Ideen schreiben wir hier auf das Blatt, das ich in die Mitte lege.

Nun wollen wir sehen, ob eure Ideen auch wirklich funktionieren. Dafür wollen wir uns einige Lösungen ansehen. Wir werden es so machen, dass sich immer zwei Kinder von euch jeweils eine Lösung heraus-

suchen und diese dann den anderen Kindern vorspielen. Die anderen Kinder raten, welche Lösung gespielt wurde.

Sie lassen die ersten zwei Kinder spielen.

Prima, vielen Dank, dass ihr eure Lösung gespielt habt. Nun sind die anderen dran: Was meint ihr, welche Lösung von dem Zettel hatten die beiden sich ausgesucht? Was hat (Name des einen Rollenspielkindes) *gut gemacht, um den Streit zu lösen? Was hat* (Name des anderen Rollenspielkindes) *gut gemacht, um den Streit zu lösen?*

Sie lassen die nächsten Kinder spielen.

Anmerkungen:

- Prinzipiell ist es auch möglich, dass die Kinder selber Streitsituationen nennen und eine dieser Situationen der Übung zugrunde gelegt wird. Erfahrungsgemäß kann es jedoch schwierig werden, weil das eine Kind emotional stärker betroffen ist als die anderen Kinder. Oft führt es beim Spielen der Lösungen zu Diskussionen, warum die Lösungen nicht praktikabel sind. Dies wird umgangen, indem Sie die Situation vorgeben. Es muss jedoch eine sein, die den meisten Kindern geläufig ist.
- Die Art und Weise, wie die Zweiergruppen eingeteilt werden, sollte sich an der Zusammensetzung der Gruppe orientieren. Bei harmonischen Gruppen ist die Motivation am höchsten, wenn die Kinder die Gruppen selber einteilen. Sofern es Kinder gibt, die eher am Rand der Gruppe stehen, ist es konfliktfreier, wenn Sie die Gruppen festlegen.

11.5 Aktion: Zauberwörter Still und Stark

Methode: Aktion	Vorbereitung: ✓ M 16a Zauberwörter ✓ Aussagen ausschneiden

Beschreibung/Ziele:

In der vorliegenden Übung lernen die Kinder Strategien für den Umgang mit Streit und Provokationssituationen kennen. Unter dem Motto »Still und stark im Streit« wurden zwei Schlagwörter gewählt, unter denen sich viele sozial kompetente Verhaltensweisen subsumieren lassen, wohl wissend, dass diese nicht erschöpfend sind. Diese

Reduzierung auf zwei Schlagwörter erfolgt mit dem Ziel, den Lernerfolg zu optimieren und das komplexe Thema für die Kinder möglichst greifbar darzustellen. Diese einleitende Übung »Zauberwörter Still und Stark« wendet sich in erster Linie an jüngere Kinder. Die Aufgabe besteht darin, dass die Kinder aus einer Reihe von Aussagen diejenigen heraussuchen, die entweder »still sein« zugeordnet werden sollen oder »stark sein«. Sie erläutern den Kindern dann die einzelnen Eigenschaften.

Wörtliche Instruktion:
Hier habe ich euch zwei Zauberwörter mitgebracht, die euch im Streit oder wenn ihr geärgert werdet helfen können. Es sind die Wörter still und stark! Wenn wir es schaffen, im Streit still und stark zu sein, lässt sich ein Streit meistens besser lösen.

Gemeinsam wollen wir nun überlegen, was es bedeutet, still und stark zu sein. Ich habe die Wörter ausgeschnitten (➡ Sie legen die Überschriften STILL und STARK M 16a in die Mitte) *und habe hier noch viele kleine Zettel mit Tipps, die uns zeigen, was es bedeutet, still und stark zu sein. Einige Tipps sind richtig und andere falsch. Eure Aufgabe ist es zu entscheiden, ob es ein guter Tipp ist, den wir dann zu still oder stark legen können, oder ob es ein schlechter Tipp ist, den wir wegschmeißen können.*

Fangen wir mit »still sein« an. Hier auf dem Zettel steht (➡ Sie lesen den ersten Zettel vor – z.B. Losschreien). *Schreit jemand, der im Streit still ist, los? – Nein. – Losschreien ist ein schlechter Tipp, den Zettel können wir gleich wegschmeißen. Als Nächstes habe ich hier »ruhig sein«! Ist es ein guter Tipp, im Streit ruhig zu bleiben? Ja, ruhig bleiben ist ein guter Tipp, den legen wir zu »still sein«. Wer still ist, kann auch ruhig bleiben. Warum ist ruhig bleiben ein guter Tipp? …*

Sie lesen nach und nach alle Zettel zum »still sein« vor und legen die Tipps: 1. abwarten, 2. ruhig werden, 3. den anderen beachten und 4. nicht schreien – klar und bestimmt sprechen, zu dem »still sein« und erklären den Kindern, warum es gut ist, diese Tipps zu beachten.

Nun machen wir mit »stark sein« weiter. Wir werden jetzt herausfinden, was es bedeutet, im Streit stark zu sein. Hier habe ich den Tipp Beleidigungen – den können wir gleich wegschmeißen. Jemand, der es nötig hat, andere zu beleidigen, ist kein besonders starker Mensch. Als Nächstes habe ich den Tipp …

Sie lesen auch hier nach und nach alle Zettel zum »stark sein« vor und legen die Tipps: 1. keine Beleidigungen, 2. Gegenfragen, 3. eigene Fehler zugeben und 4. Ich-Sätze, zu dem Zettel »stark sein« und erklären den Kindern, warum es gut ist, diese Tipps zu beachten.

Anmerkungen:

- Bei den Tipps zum »stark sein« kommt es vor, dass die Kinder nicht die richtigen Tipps auswählen, da sie mit »stark sein« körperliche Überlegenheit verbinden. In solchen Gruppen sollte der Unterschied zwischen körperlicher Stärke und innerer Stärke erklärt werden. Manchmal kann es auch hilfreich sein, die einzelnen Tipps zu erklären, ohne die Kinder ausführlich nach ihrer Meinung zu fragen.
- Als Variation können Sie die kleinen Zettel auch unter den Kindern verteilen, die dann nacheinander an der Reihe sind, und Vorschläge machen, ob es sich um einen guten Tipp handelt oder nicht.

11.6 Arbeitsblatt: Zauberwörter Still und Stark

Methode: Arbeitsblatt	Vorbereitung: ✓ AB 18 Zauberwörter ✓ Stifte ✓ Scheren

Beschreibung/Ziele:

Mit dem Ziel der persönlichen Festigung des Gelernten bietet es sich an, das Arbeitsblatt »Zauberwörter still und stark« an die Einführung anzuschließen. Die Kinder müssen hierfür die richtigen Tipps ausschneiden und zu den entsprechenden Schlagwörtern auf das Arbeitsblatt kleben.

Wörtliche Instruktion:

Nun bekommt jeder von euch ein Arbeitsblatt mit den Begriffen »still« und »stark«. Eure Aufgabe ist es, aus den anderen beiden Zetteln mit Tipps diejenigen auszuschneiden, die zu den Begriffen »still« und »stark« gehören. Wenn ihr sie ausgeschnitten habt, klebt ihr sie auf.

Anmerkung:

- Bei jüngeren Kindern, die die Tipps nicht lesen können, bietet es sich an, den Kindern die richtigen zu zeigen. Die Kinder können diese dann ausmalen.

11.7 Aktion: Werbespot Still und Stark (für Ältere)

Methode: Aktion	Vorbereitung: ✓ M 16a Zauberwörter ✓ Mikro oder Ähnliches

Beschreibung/Ziele:
Analog zu der Aktion Zauberwörter stellt die Aktion Werbespot eine Einführung in Strategien für den Umgang mit Streit und Provokationssituationen dar, die sich für ältere Kinder (10 – 13) eignet. Ziel ist es, anhand der Schlagwörter »still« und »stark« Verhaltensweisen zu erarbeiten, die in Streitsituationen hilfreich sind. Auch wenn hierunter nicht alle sozial kompetenten Verhaltensweisen subsumiert werden, helfen diese wenigen einfachen Schlagwörter den Kindern, sich selbst in Situationen hoher emotionaler Erregung an die Strategien zu erinnern. In der Übung führen Sie kurz die Begriffe und die damit verbundenen Verhaltensweisen ein. In der Folge teilen Sie die Kinder in Gruppen. Sie sollen sich zu jeweils einem Begriff einen Werbespot ausdenken, der zum einen deutlich macht, was es bedeutet, im Streit »still« bzw. »stark« zu sein, und zum anderen, warum es gut ist, sich so zu verhalten.

Wörtliche Instruktion:
Vielen Menschen fällt es schwer, sich in Streitsituationen richtig zu verhalten. Entweder sie rasten zu schnell aus, schreien oder gehen auf den Gegner los. Andere wiederum ziehen sich viel zu schnell beleidigt zurück oder geben zu schnell auf. Es gibt zwei Eigenschaften, die im Streit sehr hilfreich sind: »still« und »stark«. Wie sind Menschen, die »still« und »stark« sind? Ich habe euch eine Beschreibung dieser Menschen mitgebracht.

Sie legen die Überschrift »still« (M 16a) in die Mitte und legen die kleinen Beschreibungen (M 16a) daneben, während sie diese erklären.

> *»Still im Streit« bedeutet:*
> Ruhig bleiben, *das heißt z. B. erst einmal tief durchatmen und sich innerlich beruhigen.*
>
> Den anderen beachten *bedeutet, von sich selber wegzusehen und zu überlegen, was der Gegner für Gründe hat und was er denkt oder erreichen will.*
>
> Abwarten *bedeutet, nicht sofort zu reagieren – z. B. nicht sofort auszurasten oder zu schreien, sondern kurz nachzudenken, wie man reagieren sollte.*
>
> Nicht schreien – klar und bestimmt sprechen, *das heißt, nicht zu laut und nicht zu leise reden, aber den anderen dabei anschauen und deutlich seine Meinung sagen.*
>
> *»Stark im Streit« bedeutet:*
> Keine Beleidigungen *heißt, seinen Gegner nicht mit Gegenangriffen weiter zu provozieren und sich selber damit ins Unrecht zu setzen.*
>
> Gegenfragen *stellen ist gut, um seinen Gegner aus dem Konzept zu bringen. Wenn er dir z. B. vorwirft, du hättest etwas aus Absicht getan, ist es besser, du stellst eine Gegenfrage wie z. B. »Wie kommst du darauf?«, als dass du dich gleich verteidigst.*
>
> Eigene Fehler zugeben *ist ein Zeichen für Stärke, weil du deinem Gegner den Wind aus dem Segel nimmst. Wenn er dir z. B. vorwirft, du hättest etwas kaputtgemacht und du sagst ihm »ja, das tut mir leid«, wird er sich schneller wieder beruhigen.*
>
> Ich-Sätze *sind Sätze, in denen du von dir sprichst. Es ist z. B. besser, du sagst: »Ich bin von dir enttäuscht.« Als dass du sagst: »Du hast mich enttäuscht.« Bei Du-Sätzen kann der andere immer widersprechen, bei Ich-Sätzen nicht!*

Habt ihr zu diesen Eigenschaften noch Fragen? Wenn nicht, wird's jetzt spannend, denn ihr sollt für diese beiden Eigenschaften »still« und »stark« Werbespots machen!

Dafür teile ich euch in zwei Gruppen. Die eine Gruppe macht einen

Werbespot zum Thema »Still im Streit«, die andere Gruppe macht den Werbespot zum Thema »Stark im Streit«.

Der Werbespot soll zeigen, was »Still im Streit« bzw. »Stark im Streit« bedeutet, und die Zuschauer davon überzeugen, dass es jeweils sehr gute Eigenschaften sind.

Ihr kennt ja Werbespots, es können kurze Geschichten sein, die vorgespielt werden, oder ein Interview oder ein Reporter, der begeistert von etwas erzählt.

Anmerkungen:

- Manchmal brauchen die Kinder zur Darstellung der Inhalte Ideen. Es ist hilfreich, ihnen einige Utensilien zur Verfügung zu stellen, wie beispielsweise Verkleidungsgegenstände oder Mikros (es können aber auch andere Gegenstände sein, die als Mikro dienen).
- Für die Kinder ist es ein besonders hoher Anreiz, wenn die Werbespots auf Video aufgenommen werden. Wenn Ihnen eine Kamera zur Verfügung steht, sollten Sie diese in Gebrauch nehmen.
- *Alternativ* ist es auch möglich, dass die Kinder ein Werbeplakat gestalten, das sie dann den anderen Kindern vorstellen.

11.8 Arbeitsblatt: Werbespot Still und Stark (für Ältere)

Methode: Arbeitsblatt	Vorbereitung: ✓ AB 19 Werbespot ✓ Stifte

Beschreibung/Ziele:

Zur Vertiefung der Strategien schreiben die Kinder die Begründungen, warum es sich bei den Eigenschaften »still« und »stark« um gute Eigenschaften handelt, noch einmal auf ein Arbeitsblatt.

Wörtliche Instruktion:

Nun wisst ihr schon, was »still und stark im Streit« bedeutet. Hier auf den Arbeitsblättern wollen wir noch einmal sammeln, warum es gut ist, im Streit still und stark zu sein. Schreibt die Begründungen, die euch einfallen, auf die Linien hinter den Aussagen.

Anmerkung:

- Wenn die Kinder nicht selber auf die Lösungen kommen, ist es hilfreich, diese noch einmal in der Gruppe zu erarbeiten und nacheinander aufschreiben zu lassen.

11.9 Rollenspiel: Krafttraining Still und Stark – Gegen Provokation

Methode: Rollenspiel	Vorbereitung: ✓ »Bühne«

Beschreibung/Ziele:
Die zunächst kognitiv erarbeiteten Strategien für Streitsituationen kommen in dem Rollenspiel Provokation zur Anwendung. Die Kinder trainieren ihre Fertigkeiten, in Streitsituationen sozial kompetent im Sinne von »still und stark« zu reagieren. Hierfür führen Sie zunächst den Begriff Provokation ein. Sie spielen dann mit den Kindern Szenen, in denen Sie der Provokateur sind und das Kind provoziert wird. Sie können somit jederzeit flexibel auf die emotionale Situation des Kindes reagieren, indem Sie die Provokation abschwächen, die Übung abbrechen oder aber auch die Provokation noch verstärken. Sie fragen das Kind zunächst, wie Sie es provozieren sollen. Die zuschauenden Kinder reflektieren nach der ersten Szene, wann das Kind es geschafft hat, »still und stark« zu reagieren, und geben Tipps, was das Kind noch verbessern könnte. Gegebenenfalls wiederholen Sie die Übung.

Wörtliche Instruktion:
Jetzt geht es um eine besondere Form des Streites, und zwar um Provokationen. Wer von euch weiß, was provozieren ist? Genau, provozieren heißt, dass jemand euch etwas sagt, weil er euch ärgern will oder damit ihr euch aufregt. Sicher fällt euch etwas »Gemeines« ein, was andere schon mal zu euch gesagt haben. Was fallen euch für Beispiele ein? Was habt ihr gemacht, wenn andere euch provoziert haben?

Erarbeiten Sie, dass es wichtig ist, »still und stark« zu reagieren.

Da es nicht immer einfach ist, »still und stark« zu reagieren, machen wir nun eine Art Krafttraining. Wie die Sportler, die müssen auch hart trainieren. Ihr trainiert nun, still und stark zu werden. Wir machen das so, dass jeder von euch einmal das Kind sein darf, was geärgert wird, und ich das Kind spiele, das euch ärgert. Wer von euch mag beginnen? O. k., dann können wir starten! Hier ist die Bühne! Wie soll ich dich ärgern, was soll ich zu dir sagen?

Nachdem Sie die erste Szene gespielt haben, setzen Sie sich wieder in den Kreis.

Nun bin ich gespannt, was die Zuschauer gesehen haben? Was hat … gut gemacht? Was könnte … noch besser machen?

Bei Bedarf wiederholen Sie das Rollenspiel.

Nun hast du ja noch Tipps von den anderen bekommen, wir versuchen es jetzt noch mal. Wenn du es geschafft hast, »still und stark« zu sein, darf der Nächste spielen.

Anmerkungen:

- Bei dieser Übung ist es sehr entscheidend, die Befindlichkeiten des Kindes im Auge zu behalten.
- Wenn Sie eine stabile und sichere Gruppe haben, ist es sehr wirkungsvoll, wenn das Kind tatsächlich die Hilflosigkeit in der Situation der Provokation erlebt und es ihm gelingt, die Strategien anzuwenden. In diesem Fall brechen Sie die Übung erst recht spät ab. Wenn Sie jedoch merken, dass der Zusammenhalt in der Gruppe nicht hoch ist und die Kinder sehr sensibel sind, ist es wichtig, die Provokation auf einer oberflächlichen Ebene zu belassen und die Übung zu unterbrechen, sobald Sie merken, dass das Kind unsicher wird. Sie wiederholen dann die Übung, bis Sie merken, dass das Kind souveräner reagiert.

11.10 Arbeitsblatt: Fragebogen Still und Stark

Methode: Arbeitsblatt	Vorbereitung: ✓ AB 20 Fragebogen ✓ Stifte

Beschreibung/Ziele:

Anhand des Fragebogens »Still und Stark« soll jedes Kind seine eigenen Fähigkeiten, Stärken und Schwächen reflektieren. Auf einer Skala von 1 – 4 sollen sie einschätzen, wie schwer es ihnen fällt, die einzelnen Kriterien von »still und stark« in Streitsituationen umzusetzen. Zu erkennen, dass sie nicht jede Fähigkeit sofort gleichermaßen beherrschen müssen, soll sie entlasten und sie motivieren, an ihren Schwächen zu arbeiten.

Wörtliche Instruktion:
Nun habt ihr schon viel über »still und stark« gelernt und auch ausprobiert. Sicher habt ihr gemerkt, dass einige Punkte leicht umzusetzen sind und andere schwerer. Jeder von uns ist unterschiedlich. Dem einen fällt es leichter, ruhig zu bleiben, aber es fällt ihm vielleicht schwer, bestimmt und klar zu sprechen. Bei einem anderen Kind ist es vielleicht genau anders. Vielleicht fällt es ihm am schwersten, ruhig zu bleiben.

Ihr bekommt nun einen Fragebogen, bei dem ihr ankreuzen sollt, wie schwer oder leicht euch die einzelnen Verhaltensweisen fallen. Ihr seht einzelne Sätze mit Verhaltensweisen und sollt dann ankreuzen, wie schwer es euch fällt, diese Verhaltensweisen zu zeigen. Fällt es euch sehr leicht, so kreuzt ihr die 1 an, fällt es euch sehr schwer, dann kreuzt ihr die 4 an.

Anmerkungen:
- Es kann vorkommen, dass einzelne Kinder den Fragebogen so ankreuzen, dass ihnen alles leichtfällt. Dann ist es hilfreich, mit den Kindern zu besprechen, dass es – auch wenn für sie vielleicht alles relativ leicht ist – trotzdem bei jedem Menschen Punkte gibt, die zumindest mal schwerer waren. Sie fragen das entsprechende Kind, was von den »leichten« Dingen tendenziell am schwierigsten sein könnte. Bei diesem Punkt sollen die Kinder eine 3 ankreuzen.
- *Alternative:* Eine andere Möglichkeit zu differenzieren wäre es, dass die Kinder die Verhaltensaspekte in eine Rangfolge bringen. Der Verhaltensaspekt, der ihnen am leichtesten fällt, kommt an die erste Stelle – das Kind schreibt eine 1 davor! Je nach Schwierigkeit werden in der Folge die Punkte 2 – 8 vergeben.

11.11 Alltagstransfer: Streitlösungen beobachten

Methode: Alltagstransfer	Vorbereitung: ✓ HA 18 Beobachtung

Beschreibung/Ziele:
Mit dem Ziel, die Wahrnehmung der Kinder zu schärfen, sollen diese eine Streitsituation aus dem Alltag beobachten und sowohl die Situation als auch die Lösungen aufschreiben.

Wörtliche Instruktion:
In der kommenden Woche sollt ihr zu Hause einen Streit beobachten und darauf achten, wie er gelöst wurde.

Ihr sollt dann aufschreiben, was ihr gesehen habt.

Anmerkung:
- Diese Aufgabe eignet sich vor allem für Kinder, für die das Ausprobieren von Strategien eine zu starke Herausforderung darstellen würde.

11.12 Alltagstransfer: Streitlösungen – Strategien anwenden

Methode: Alltagstransfer	Vorbereitung: ✓ HA 19 Anwendung

Beschreibung/Ziele:
Mit dem Ziel, die Strategien zu Streitlösung in den Alltag zu übernehmen, sollen sich die Kinder ein oder zwei Strategien aussuchen, die sie anwenden wollen. Sie dokumentieren dann, inwieweit sie dies geschafft haben.

Wörtliche Instruktion:
Nun habt ihr viele Möglichkeiten für den Umgang mit Streit kennengelernt. Jetzt sollt ihr zwei raussuchen, die ihr in der nächsten Woche ausprobieren wollt.

Anmerkungen:

- Das Konkretisieren auf zwei Punkte macht es für die Kinder überschaubarer und greifbarer.
- *Alternativ* können Sie den Kindern auch freistellen, was sie ausprobieren wollen; sie sollen dann generell ihre Erfahrungen aufschreiben.

11.13 Alltagstransfer: Bild – Still und Stark im Streit

Methode: Alltagstransfer	Vorbereitung: ✓ HA 20 Bild

Beschreibung/Ziele:

Zu Hause sollen die Kinder sich noch einmal intensiv damit auseinandersetzen, was es bedeutet, im Streit »still und stark« zu bleiben und das Gelernte zu reflektieren. Dazu sollen sie das Motto »Still und Stark im Streit« in einem Bild umsetzen.

Wörtliche Instruktion:

Ihr habt heute gelernt, was es bedeutet, im Streit »still und stark« zu bleiben. In der nächsten Woche sollt ihr ein »Streitbild« malen, auf dem es jemandem gelingt, im Streit »still« und »stark« zu bleiben. Ihr könnt dazu euch selbst oder auch eine andere Person malen.

12. Gruppenübungen zum Thema Selbstwert

12.1 Fallbeispiel/Hintergrund

»Komm, Anna« (12 Jahre), sagt ihre Mutter freudig: »Heute beginnt der neue Töpferkurs, zu dem wir dich angemeldet haben.« – »Nein, da will ich nicht hin«, entgegnet Anna verunsichert. Ich werde mich da nur blamieren – denkt sie verzweifelt – und alle anderen werden mich auslachen. »Warum denn nicht?«, fragt die Mutter verständnislos: »Du bist doch künstlerisch so begabt!« – »Weil ich da eben nicht hin will«, war die kurze Antwort Annas. Da die Mutter jedoch überzeugt ist, dass Anna es zumindest ausprobieren sollte, kommt Anna mit ihrem Widerstand nicht viel weiter und beugt sich der Mutter! Unsicher betritt sie den Raum! Was denken die anderen wohl von mir? Sicher finden sie mich komisch! Die Leiterin des Töpferkurses kommt bedrohlich dicht an sie heran, fasst Anna an den Oberarm und stellt sie den anderen Mädchen vor. Peinlich, denkt Anna, wieso fasst sie mich an, sicher denkt sie, ich kann mich nicht selber vorstellen. Auf ihrem Platz angekommen, schaut sie sich vorsichtig um. Die anderen hatten wunderschöne Tassen getöpfert, das würde sie sicher niemals hinbekommen. Trotzdem würde ihre Mutter dann sagen, schön sieht das aus! – Aber natürlich nur, um sie zu trösten!

Hintergrund der Sitzung:
Viele Kinder leiden wie Anna an einem niedrigen Selbstwert, sie trauen sich selber wenig zu, stellen sich permanent infrage und erleben neue Situationen und Herausforderungen als Bedrohung, da sie davon ausgehen, diesen nicht gewachsen zu sein. Persönliche Schwächen werden unverhältnismäßig überschätzt und sind gleichzeitig so bedrohlich, dass jede Konfrontation damit möglichst vermieden wird. Stärken werden in der Regel unterschätzt oder abgewertet.

Oftmals suchen sie in sozialen Situationen genau das, wovor sie eigentlich Angst haben: Bestätigungen dafür, dass sie nichts wert sind, dass die anderen sie ablehnen, dass sie nichts können. Dies führt dazu, dass die Kinder – oft viel zu schnell – Verhalten von anderen Kindern als Affront gegen sich verstehen und sich persönlich infrage stellen. In der Folge sind die Kinder so sehr mit sich selbst beschäftigt, dass sie ihr soziales Umfeld nur sehr eingeschränkt wahrnehmen. Sie übersehen wichtige Hinweisreize und sehen Wünsche und Bedürfnisse ihres Gegenübers nur in begrenztem Maße. Oft stoßen ihre Verhaltensweisen dann auf Unverständnis ihrer Mitmenschen, sodass diese Kinder tatsächlich in die Gefahr geraten, von anderen abgelehnt zu werden.

Folgen von geringem Selbstwert können sich somit darin zeigen, dass die Kinder sozialen Situationen nicht gewachsen sind. Eine andere Folge besteht darin, dass die Fähigkeiten und Gaben der Kinder nicht richtig zur Geltung kommen. Sie werden von anderen unterschätzt, was ebenfalls als frustrierend erlebt wird und dazu führt, dass die Kinder sich in ihrer Wertlosigkeit bestätigt sehen.

Ziele der folgenden Übungen sind es, den Kindern ein realistisches Bild von sich selbst zu vermitteln, das sie bejahen können und lieben lernen. Hier ist nicht nur eine Beschäftigung mit den Stärken eines Kindes wichtig, sondern auch mit den Schwächen. Erleben die Kinder, dass sie mit Schwächen nicht allein sind, so verlieren diese ihre Bedrohlichkeit. Gleichzeitig sollten sie Stärken erkennen und diese in ihr Selbstbild integrieren.

Therapieziele:
Erkennen und Akzeptieren von eigenen Stärken und Schwächen, Aufbau eines positiven Selbstwertes

12.2 Überblick: Übungen Selbstwert

Übung		Alter	Gruppengröße	Ziel	Zeit Min.
Plus- und Minus-Hände		8–10	1–25	Einführung: Stärken/Schwächen	10
Stärken- und Schwächen-ABC		10–13	1–25	Einführung: Stärken/Schwächen	10
Orden		8–13	3–5	Vertiefung: Selbstwertsteigerung	10
Ich bin … Werbetheater		8–13	3–5	Vertiefung: Selbstwertsteigerung	10–15
Ich bin ich …		8–13	1–25	Vertiefung: Selbstwertsteigerung	5–10
Lob und Dank		8–13	10–25	Vertiefung: Selbstwertsteigerung Pro-soziales Verhalten	10
Lob der Familie		8–13	1–25	Alltagstransfer: Pro-soziales Verhalten	2
Ich wurde gelobt		8–13	1–25	Alltagstransfer: Selbstwert	2
Stärken-ABC für eine andere Person		8–13	1–25	Alltagstransfer: Pro-soziales Verhalten	2

12.3 Aktion: Plus- und Minus-Hände

Methode: Aktion	Vorbereitung: ✓ AB 21 ✓ Schere ✓ Stifte ✓ Kleber

Beschreibung/Ziele:
Bei der Aktion Plus- und Minus-Hände malen die Kinder die Umrisse ihrer Hände auf buntes Papier und schneiden diese aus. In eine Hand wird ein Plus und in die andere Hand ein Minus gemalt. Die Kinder schreiben dann in jeden Finger der »Plus-Hand« jeweils eine Stärke und in jeden Finger der »Minus-Hand« jeweils eine Schwäche.

Sie merken somit, dass sie genauso wie die anderen Kinder sowohl Stärken haben, auf die sie stolz sein können, als auch Schwächen, für die sie sich nicht schämen müssen.

Wörtliche Instruktion:
Heute geht es darum, was ihr besonders gut könnt, und auch um das, was ihr nicht so gut könnt. Jedes Kind hat Stärken und auch Schwächen. Was meine ich wohl mit Stärken? Was meine ich mit Schwächen?

Nun bekommt ihr hier zwei Blätter. Auf jedes sollt ihr den Umriss eurer Hand malen und dann die Hände ausschneiden.

Wenn ihr damit fertig seid, schreibt ihr in die eine Handfläche euren Namen und ein Plus. Und in die andere Handfläche euren Namen und ein Minus.

Zuerst nehmt ihr nun die Hand mit dem Minus und überlegt euch, was ihr noch üben müsst, also, was ihr noch nicht so gut könnt.

Überlegt euch fünf Punkte und schreibt oder malt diese dann in die fünf Finger.

Wenn ihr damit fertig seid, nehmt ihr die Hand mit dem Plus und schreibt fünf Stärken auf.

Nun bin ich gespannt, was ihr aufgeschrieben habt. Was ist euch schwerer gefallen, die Stärken oder die Schwächen aufzuschreiben?

Anmerkungen:
- Fallen den Kindern zunächst wenig Stärken oder Schwächen ein, können Sie Beispiele nennen wie: »Es gibt Kinder, die nicht so gut

verlieren können, das wäre eine Schwäche, oder sie können nicht so gut schreiben ...«

- *Alternative:* Falls Sie die Übung »Orden« nicht durchführen, kann die Übung abgewandelt werden, sodass die Stärken nicht von den Kindern selbst aufgeschrieben werden, sondern von den anderen Kindern in der Gruppe. In dem Fall muss gut drauf geachtet werden, dass die Kinder sich gegenseitig wirklich positive Eigenschaften aufschreiben und nicht so etwas wie: »Du kannst gut Ärger machen, petzen« oder Ähnliches.

12.4 Aktion: Stärken- und Schwächen-ABC

Methode: Aktion	Vorbereitung: ✓ AB 21a ABC

Beschreibung/Ziele:
Mit dem Ziel, ein realistisches positives Selbstbild zu bekommen, werden die Kinder gebeten, zu den Buchstaben des Alphabetes möglichst viele Stärken und Schwächen aufzuschreiben. Nach etwa fünf Minuten wird geschaut, wem mehr Stärken und wem mehr Schwächen eingefallen sind. Die Kinder werden dann gebeten, in den folgenden fünf Minuten ihre Aussagen anzugleichen, damit auf beiden Seiten gleich viel steht.

Ziel dieser Übung ist, die soziale Akzeptanz von Schwächen zu erleben dadurch, dass die Kinder merken, dass jeder Schwächen hat. Darüber hinaus sollen sie ihre Stärken entdecken, um ihren Selbstwert positiv korrigieren zu können.

Wörtliche Instruktion:
Jeder von uns hat viele verschiedene Stärken und Schwächen. Was meine ich, wenn ich von Stärken und Schwächen spreche?

In der folgenden Übung bekommt ihr ein Blatt, auf dem in der Mitte die Buchstaben des Alphabetes aufgelistet sind. Ihr bekommt nun etwas Zeit, in der ihr zu möglichst vielen Buchstaben Stärken und Schwächen aufschreiben sollt. Es können auch Fähigkeiten oder Eigenschaften, Eigenheiten oder Besonderheiten sein. Ihr habt zunächst fünf Minuten Zeit.

Nun hattet ihr fünf Minuten Zeit. Was fällt euch leichter, Stärken oder

Schwächen aufzuschreiben? Wem von euch sind mehr Schwächen eingefallen? Und wem mehr Stärken?

Nun bekommt ihr noch mal etwas Zeit, und ihr sollt euren Zettel so vervollständigen, dass gleich viele Stärken und Schwächen erscheinen.

Anmerkungen:

- Falls einzelnen Kindern nur wenig einfällt, beziehen Sie die anderen Kinder als »Helfer« mit ein. Fragen Sie sie, was ihnen für das Kind an Stärken einfällt.
- Achten Sie darauf, dass die Stärken auch wirklich positiv sind. Auf Sätze wie »Ich kann gut Sechser schreiben« sollten Sie korrigierend eingehen.

12.5 Aktion: Orden

Methode: Aktion	Vorbereitung: ✓ AB 22 ✓ Stifte (z. B. Glitzer)

Beschreibung/Ziele:

Bei der Aktion Orden bekommt jedes Kind einen selbst gestalteten Orden, auf den jedes der anderen Kinder lobende, anerkennende Sätze geschrieben hat. Diese Sätze lassen Sie sich von den Kindern sagen und schreiben sie dann auf die Orden. Ziel dieser Übung ist somit zum einen, dass die Kinder positive Rückmeldung zu sich selber erhalten, und zum anderen, dass sie lernen, anderen positive Rückmeldung zu geben.

Wörtliche Instruktion:

Wir wollen heute eine Siegerehrung machen. Dafür brauchen wir Orden. Wer von euch weiß, wofür Menschen Orden bekommen? Orden bekommen Menschen, wenn sie etwas besonders gut können oder gemacht haben. Es soll sie auszeichnen! Wenn Menschen Orden bekommen, freuen sie sich.

Jeder von euch hat viele Gründe, einen Orden zu erhalten, daher soll jedes Kind von jedem von euch ein Lob bekommen. Da ihr sicher viele gute Ideen habt, warum die anderen Kinder einen Orden bekommen sollen, machen wir es so, dass ihr euch für jedes Kind aus der Gruppe etwas überlegt, was er oder sie gut kann oder was ihr an ihm oder ihr mögt.

Wenn ihr wisst, was ihr auf die Orden schreiben wollt, kommt ihr zu mir an den Tisch und flüstert es mir ins Ohr. Ich kontrolliere dann, ob es etwas ist, über das sich das andere Kind auch freut, und schreibe es gemeinsam mit euren Namen auf die Orden.

Nun sind alle Orden fertig, wir kommen zur Siegerehrung. Der erste Orden, den ich hier habe, ist für: … (Name des Kindes). *Er/sie wird dafür geehrt, dass …* (Sie lesen die Punkte vor, die auf dem Orden stehen.)

Sie überreichen nacheinander alle Orden und applaudieren bei jeder Übergabe.

Anmerkungen:

- Dadurch, dass die Kinder Ihnen die Inhalte sagen, können Sie steuern, was auf den Orden erscheint. Sie können einzelnen Kindern Hilfestellungen geben, sodass alle es schaffen, zu allen anderen Kinder etwas zu sagen.
- Mitunter kann das Schreiben etwas länger dauern. Bei unruhigen Gruppen ist es gut, ihnen eine Aufgabe zu geben, die sie in der Zwischenzeit erledigen.
- Um die Wartezeit bei relativ »fitten« Gruppen zu vermeiden, können Sie *alternativ* auch kleine Zettel austeilen, auf die die Kinder die Aussagen für die Orden schreiben. Die Kinder geben Ihnen dann die Zettel zur Kontrolle und kleben diese später auf die jeweiligen Orden.

12.6 Rollenspiel: »Ich-bin …«-Werbetheater

Methode: Rollenspiel	Vorbereitung: ✓ AB 23 Ich bin Kärtchen ✓ Stifte

Beschreibung/Ziele:

Bei dem Rollenspiel »Ich bin …« sollen die Kinder Werbung für sich selbst machen. Sie schreiben zunächst auf einen kleinen Zettel eine gute Eigenschaft oder eine Fähigkeit. Diese werden dann in der Mitte gesammelt. Nacheinander werden sie aufgedeckt, und die Gruppe überlegt gemeinsam, zu wem der jeweilige Zettel passt. Sobald das Kind gefunden ist, darf es auf die »Bühne« kommen und für sich selber Werbung machen, indem es erklärt, warum es ein guter … ist.

Ziel der Übung ist es, dass sich die Kinder ihrer eigenen Stärken bewusst werden und durch die Aufführung an Selbstsicherheit gewinnen.

Wörtliche Instruktion:
Nun wollen wir ein »Ich-bin …-Werbetheater« spielen. Dafür sollt ihr euch als Erstes überlegen, was ihr gut könnt. Jeder bekommt einen kleinen Zettel, auf dem ihr den Satz: Ich bin ein/e guter/gute … vervollständigen sollt. Wir legen die Zettel dann verdeckt in die Mitte und raten, zu wem welche Karte gehört. (➡ Sie lassen die Kinder die Zettel beschreiben und legen diese verdeckt in die Mitte.)

Nun wollen wir sehen, zu wem der erste Zettel gehört: Hier steht drauf: … Zu wem passt dieser Zettel? Nun kommen die nächsten Zettel dran …

Nun kann das Theaterspiel beginnen. Ihr sollt in dem Theater Werbung für euch selbst machen. Wie ihr wisst, sind Werbespots ja ganz kurz, so soll auch die Werbung für euch selbst nur sehr kurz sein. Ihr dürft hier auf die Bühne kommen und die anderen davon überzeugen, warum ihr ein guter oder eine gute … seid.

Ich fange an. Auf meinem Zettel steht: »Ich bin eine gute …« (➡ Sie lesen Ihren Zettel vor, gehen auf die »Bühne« und stellen sich selbstbewusst und begeistert vor. Sie erklären den Kindern, warum Ihre Eigenschaft einfach grandios ist.)

Anmerkungen:

- Sie machen den Anfang, damit die Kinder ein Modell haben und die Hemmschwelle abgebaut wird. Hilfreich ist es, wenn Sie eine Eigenschaft nehmen, die nicht besonders anspruchsvoll ist, sondern die die Kinder auch haben könnten. Z.B.: Ich bin eine gute Malerin …
- Sollten Kinder Angst haben vor der Selbstdarstellung, können Sie auch mit dem Kind zusammen nach vorne gehen. Sie stellen ihm dann Fragen: »Sag uns, was du gut kannst! Was macht denn ein guter …?«

- Wenn Sie merken, dass dem Kind nicht mehr viel einfällt (auch wenn es erst wenig gesagt hat), brechen Sie die Übung durch Applaus ab. Die Kinder dürfen nicht das Gefühl haben, sich zu blamieren.
- Wählen Sie als erstes Kind das »stärkste Kind« der Gruppe, von dem Sie annehmen, dass es sich selbst gut darstellen kann.

12.7 Arbeitsblatt: Ich bin ich …

Methode: Arbeitsblatt	Vorbereitung: ✓ AB 24 Bild ✓ Bunte Stifte

Beschreibung/Ziele:
Jedes Kind soll ein Blatt gestalten, auf das es seine guten Fähigkeiten und Eigenschaften schreibt oder malt. Sich seiner Stärken bewusst zu werden, soll den Selbstwert der Kinder erhöhen.

Wörtliche Instruktion:
Nun bekommt ihr einen Zettel, auf den ihr einige Dinge schreiben oder malen könnt, die ihr gut könnt.

Anmerkung:
- Sollten die Kinder nicht gut schreiben können, so lassen Sie sie zunächst malen, und Sie selber schreiben den Satz dazu auf.

12.8 Spiel: Lob und Dank

Methode: Spiel	Vorbereitung: ✓ Stühle Zweiergruppen ✓ Musik

Beschreibung/Ziele:
Sie führen das Thema Lob und Dank ein, indem Sie mit den Kindern erarbeiten, wie diese anderen danken oder sie loben können.

Im »Lob-und-Dank-Spiel« haben Sie im Raum Stühle in Zweiergruppen zusammengestellt, sie reichen genau für alle Kinder. Solange Musik läuft oder Sie andere Geräusche machen, laufen die Kinder im Raum herum. Nachdem Sie ein bestimmtes Signal gegeben haben, setzen sich die Kinder schnell auf einen der Stühle. Sie dürfen nie auf den gleichen Platz zurück, sodass sich häufig neue Kombinationen an Paaren bilden. Sie müssen ihrem Partner jeweils schnell ein Lob oder einen Dank sagen und sich dann melden.

Wörtliche Instruktion:
Jetzt spielen wir das Spiel Lob und Dank. Dafür interessiert mich zuerst, was mit den Wörtern Lob und Dank genau gemeint ist: Was bedeutet loben? Wie könnt ihr jemand anderen loben? Wann seid ihr selber mal gelobt worden? Was bedeutet danken? Wem habt ihr zuletzt gedankt? Wie kann man jemandem danken?

Nun spielen wir ein Spiel, das heißt: »Lob und Dank«. Es funktioniert so, dass wir erst mal eure Stühle in Zweiergruppen im Raum verteilen. Während ihr dieses Geräusch hört (Musik oder Ähnliches), *lauft ihr im Raum umher. Sobald es leise ist, sucht ihr euch schnell einen Platz, und zwar immer einen, auf dem ihr noch nicht gesessen habt. Ihr solltet dann einen anderen Partner oder eine andere Partnerin haben. Dem Partner oder der Partnerin sollt ihr so schnell wie möglich ein Lob sagen. Zum Beispiel: Mir gefällt dein Pulli, oder ich find es toll, dass du so gut Fußball spielen kannst. Sobald ihr euch beide das Lob gesagt habt, meldet ihr euch. Wenn alle fertig sind, geht die Musik wieder los.*

Anmerkungen:
- Bei größeren Gruppen können Sie die Spannung noch etwas steigern, indem das jeweils langsamste Paar in der folgenden Runde als »Strafe« nicht mitmachen darf, sondern die Musik betätigt.
- Kinder, denen kein freundliches Lob für andere einfällt, müssen so lange aussetzen, bis ihnen etwas einfällt. Wichtig ist, dass die Kinder nicht abgewertet werden.

12.9 Alltagstransfer: Lob der Familie

Methode: Alltagstransfer	Vorbereitung: ✓ HA 21 Lob der Familie

Beschreibung/Ziele:
Die Kinder sollen sich für jedes Familienmitglied etwas überlegen, für das sie es loben können, und dies dann auch tun. Ziel dieser Übung ist es, pro-soziales Verhalten in die Tat umzusetzen.

Wörtliche Instruktion:
In der nächsten Woche sollt ihr schauen, wofür ihr die anderen Personen in eurer Familie loben könnt oder für was ihr ihnen danken wollt. Lobt und dankt ihnen und schreibt auf, wie sie reagiert haben.

Anmerkung:
- Sollten in der Gruppe Kinder sein, die aus schwierigen sozialen Verhältnissen stammen, nicht bei den Eltern leben oder nur mit einzelnen Familienmitgliedern, sollte die Übung nicht aufgegeben werden, sondern insofern verändert werden, dass die Kinder andere Personen aus ihrer Umgebung loben sollen.

12.10 Alltagstransfer: Ich wurde gelobt

Methode: Alltagstransfer	Vorbereitung: ✓ HA 22 Lob

Beschreibung/Ziele:
Die Kinder sollen sich zu Hause überlegen, wann und wofür sie schon gelobt worden sind, und diese Situation in ein Bild umsetzen. Ziel ist die Vertiefung des Themas eigene Stärken und die Förderung der Selbstwahrnehmung.

Wörtliche Instruktion:
Zu Hause sollt ihr euch überlegen, wann ihr schon einmal gelobt wurdet. Sucht euch eine Situation aus und schreibt auf, von wem ihr gelobt

wurdet. Malt anschließend ein Bild, das zeigt, wofür ihr gelobt worden seid.

Anmerkung:

- Sie können bereits in der Stunde mit Kindern die jeweiligen Situationen festlegen.

12.11 Alltagstransfer: Stärken-ABC für eine andere Person

Methode: Alltagstransfer	Vorbereitung: ✓ HA 23 ABC für andere

Beschreibung/Ziele:

Zu Hause sollen sich die Kinder noch einmal mit dem Thema Stärken auseinandersetzen, und zwar diesmal mit denen einer anderen Person. Zum einen wird so die Fremdwahrnehmung geschult, zum anderen das Thema Stärken noch einmal vertieft.

Wörtliche Instruktion:

Nachdem ihr euch heute über eure eigenen Stärken Gedanken gemacht habt, sollt ihr zu Hause dasselbe mit einer anderen Person tun. Überlegt, was diese Person gut kann bzw. was ihr an ihr mögt. Versucht dabei, für möglichst viele Buchstaben des Alphabets eine Stärke dieser Person zu finden.

Anmerkung:

- Sie können bereits in der Stunde zusammen mit jedem Kind festlegen, für wen es das Stärken-ABC ausfüllen will.

Teil C Praktische Hilfen

13. Allgemeine Hinweise zur Gruppentherapie

13.1 Wie motiviere ich die Kinder zur Gruppentherapie?

Da sich die meisten Kinder gerne in Gruppen aufhalten, kann schon allein die Tatsache, dass auch andere Kinder an der »Therapiegruppe« teilnehmen, motivierend sein. Dennoch kommt es nicht selten vor, dass die Kinder sich anfangs nur ungern auf die Therapie einlassen. Die Gründe können je nach Rahmen, in dem die Therapie stattfindet, vielfältig sein, sind aber meist gut nachvollziehbar: Die Kinder »müssen« ihre Wunsch-Beschäftigungen unterbrechen, können sich nicht mit Freunden treffen, oder sie fühlen sich defizitär oder »unnormal«, weil sie »Therapie« brauchen oder gar »Psychos« sind! Diese und ähnliche »Motivationshemmer« lassen sich in den allermeisten Fällen durch einige wenige Interventionen Ihrerseits bereits in den ersten Stunden gut überwinden:

13.1.1 Selber Begeisterung an Gruppentherapien zeigen

Es gibt viele Gründe, selber von Gruppentherapien begeistert zu sein: Die Kinder profitieren enorm von den Inhalten und den anderen Kindern, Sie können viele Inhalte kindgerecht spielerisch vermitteln …, um nur einige zu nennen! Sind Sie selbst der Maßnahme gegenüber positiv eingestellt, so überträgt sich diese Einstellung oft schnell auf Eltern und Kinder. Sie begrüßen ein Kind dann beispielsweise nicht mit dem Satz: »Du bist aber tapfer, dass du trotz des schönen Wetters zur ersten Stunde gekommen bist …« – denn mit einer solchen Begrüßung signalisieren Sie dem Kind, dass die Therapie eigentlich unattraktiv ist. Viel motivierender ist es, wenn Sie beispielsweise sagen: »Endlich ist es so weit, dass unsere Gruppe startet, schön, dass du auch mitmachen darfst!«

13.1.2 Die Einzigartigkeit der Kinder und Gruppe zeigen

Äußerst motivierend ist es für Kinder, wenn sie merken, dass sie etwas Besonderes sind. Daher ist es gerade in der Kennenlernphase wichtig, dass Sie selbst nach Merkmalen schauen, die in der speziellen Gruppe erfreulich und vielleicht einzigartig sind. »Ich merke schon, dass ihr eine sehr schnelle Gruppe seid« oder »Wow, ich bin begeistert, ich glaube, ich hatte noch nie eine Gruppe, die so viele Ideen zu … hatte«. Sobald die Kinder merken, dass Sie sich ehrlich an den Kindern freuen und nicht nur »pädagogisch« loben, kann das Selbstverständnis einer Gruppe positiv beeinflusst werden. Jedes Kind ist gerne Teil einer »guten« Gruppe.

13.1.3 Den »Seid-ihr-alle-da…-Effekt« nutzen

Aus dem Zirkus kennen wir den Effekt, dass eine Frage gestellt wird und alle Kinder antworten begeistert: »Jaaaa!« Die Kinder sind nach einer solchen Frage aktiviert und aufnahmebereit. Dieser Effekt lässt sich auch in Gruppentherapien gut nutzen, indem Sie einfache Fragen stellen, die alle Kinder mit Ja beantworten können: »Sicher freut ihr euch auch alle über ein Eis, oder?« »Sicher kennt ihr es auch alle, mal so richtig wütend zu sein, oder?«

13.1.4 Interesse wecken

Stellen Sie die einzelnen Übungen als interessant und spannend dar. Um Interesse zu wecken, ist es entscheidend, wie Sie die Interventionen einführen. Besonders eignen sich Sätze wie: »Nun wird es spannend…« »Heute haben wir ein interessantes Thema« oder »Psssst… nun bin ich gespannt, was … rausgefunden hat…«. Spannung kann außerdem aufgebaut werden, indem Sie einzelne Sätze plötzlich leise und langsam sprechen oder hinter einzelnen Wörtern kleine Pausen lassen, z. B.: »Die Antwort ist … (Pause)…richtig«…

13.2 Welche Rahmenbedingungen lege ich fest?

Vielfältige Gestaltungsmöglichkeiten ergeben sich in erster Linie aus dem institutionellen Kontext, in dem die Gruppentherapie angeboten wird. Je nachdem, ob sie in psychotherapeutischen Praxen, Beratungsstellen, Kliniken, Schulen, Heimen, Freizeiteinrichtungen oder Ähnlichem stattfindet, wird der Gruppenrahmen variieren. Bevor Sie eine Gruppentherapie beginnen, müssen immer einige generelle Entscheidungen getroffen werden über die Gruppenform, Größe, Zusammensetzung und Dauer.

13.2.1 Gruppenform (homogen/heterogen, offen/geschlossen)

Generell unterscheiden sich Gruppen darin, ob sie in der Zielsetzung homogen oder heterogen, geschlossen oder offen und kurz- oder langfristig sind (Staats, 2005). Homogene Gruppen zeichnen sich durch ein gemeinsames Anliegen der Kinder aus. Oft entwickeln sie rasch ein hohes Zusammengehörigkeitsgefühl und erreichen somit schnell eine arbeitsfähige Ausgangsposition. Eine heterogene Gruppenzusammensetzung bietet sich vor allem dann an, wenn die Ziele weiter gesteckt sind und beispielsweise generelle Interaktionsmuster oder Auswirkungen von Persönlichkeitszügen langfristig verändert werden sollen.

Geschlossene Gruppen kennzeichnen sich aus durch einen gemeinsamen Anfang und zeitgleiches Ende der Therapie. Die Gruppenzusammensetzung bleibt somit im Laufe der Therapie stabil. In der Praxis lassen sich geschlossene Gruppen mitunter nur schwer realisieren, sodass ausscheidende Mitglieder durch andere ersetzt werden müssen. In diesem Fall wird von halboffenen Gruppen gesprochen. Vollständig offene Gruppen gehen mit geringen Verpflichtungen der Teilnehmenden einher und bieten somit ein sehr niederschwelliges Angebot.

Bei Gruppen zur Förderung sozialer Fertigkeiten existiert automatisch ein gemeinsames Ziel, sodass diese in der Regel als homogene, geschlossene Gruppen durchgeführt werden. Diese Form hat den Vorteil, dass die Gruppenstunden thematisch aufeinander aufbauen können und sich ein gutes Zusammengehörigkeitsgefühl bilden kann.

13.2.2 Gruppengröße

Oftmals ist auch die Gruppengröße von den institutionellen Rahmenbedingungen abhängig. Hat die Förderung sozialer Fertigkeiten eher präventiven Charakter, so ist sie auch in größeren Gruppen, wie beispielsweise Schulklassen, möglich! Hier ist es jedoch ratsam, die Klasse für einige Übungen in kleinere Gruppen zu teilen. Je stärker potenzielle Defizite bei Kindern bereits ausgeprägt sind, sollte eine geringere Gruppengröße gewählt werden. Liegen bereits klinisch relevante Auffälligkeiten vor, hat sich eine Gruppengröße von vier Kindern sehr bewährt.

13.2.3 Gruppenzusammensetzung

Sofern die Gruppenzusammensetzung nicht, wie beispielsweise bei Stationsgruppen oder Schulklassen, schon festgelegt ist, birgt eine durchdachte Auswahl bei der Zusammenstellung der Gruppen große Chancen. Generell muss entschieden werden, ob die Kinder in Bezug auf Alter, Geschlecht und Auffälligkeiten gemischt oder getrennt eingeteilt werden sollten. Damit die Kinder voneinander lernen, ist es oft sinnvoll, sie in Bezug auf ihre Auffälligkeiten bzw. Defizite und auch hinsichtlich Geschlecht zu mischen. In Bezug auf das Alter führen zu große Unterschiede meist dazu, dass sich einige Kinder langweilen, während andere überfordert sind. Optimal wäre, wenn die Altersspanne zwei Schulklassen nicht übersteigt.

13.2.4 Dauer/Frequenz

Auch die Anzahl der möglichen Gruppensitzungen ist häufig durch äußere Begebenheiten (Kostenübernahme, Aufenthaltsdauer …) vorgegeben. Ist diese jedoch frei wählbar, so gilt es abzuwägen zwischen Wirksamkeit und Praktikabilität. Zweifelsohne bietet eine möglichst lange Therapiedauer viel Möglichkeit zu Veränderung und Festigung der Therapieerfolge. Oftmals liegen kürzere Therapiezeiten jedoch nicht nur im Interesse der Kostenträger, sondern auch der Familien. Eine gute Möglichkeit ist es, eine absehbare Therapiedauer zu wählen (beispielsweise 10 Sitzungen) und dann die Möglichkeit zu einem »Aufbaukurs« zu bieten. Um eine Verfestigung im Alltag zu ermöglichen, sollte eine Frequenz von ein bis zwei Mal pro Woche gewählt werden.

13.3 Welche Themen und Interventionen wähle ich aus?

Eine optimale Auswahl und Zusammenstellung der einzelnen Interventionen und Übungen ist dann gegeben, wenn sie sich eng an den Bedürfnissen der Gruppe orientieren. Generell sollten lediglich Übungen ausgewählt werden, die dem Therapeuten oder der Therapeutin vertraut sind. Einige Kriterien können bei der Auswahl helfen:

13.3.1 Theoriegeleitete Themenreihenfolge

Orientiert sich die Reihenfolge der Sitzungsthemen an den im ersten Teil des Buches beschriebenen Theorien, so ist sichergestellt, dass wichtige Aspekte des Erwerbs sozialer Kompetenzen berücksichtigt werden und eine komplexe Förderung stattfindet. Die komplette Therapie sollte in drei Hauptphasen untergliedert werden:

1. Förderung von Wahrnehmung
   durch Selbst- und Fremdwahrnehmung und Emotionsregulation
2. Förderung der Handlungsplanung
   durch Erweiterung des Verhaltensrepertoires und Erwerb von Handlungskompetenzen
3. Förderung der Handlungsausführung
   durch Motivations- und Selbstwertsteigerung

Sinnvoll ist es, nicht nur die drei Aspekte zu berücksichtigen, sondern auch nach dieser Reihenfolge vorzugehen, da sie aufeinander aufbaut. Gelingt es den Kindern nicht, ihre Emotionen zu regulieren und die Ausgangssituationen richtig einzuschätzen, helfen ihnen auch ein breiteres Verhaltensrepertoire und neue Handlungskompetenzen wenig. Wurden Kompetenzen aus den ersten beiden Phasen erworben, so ist die Chance am größten, dass auch Motivation zur Ausführung sozial kompetenter Verhaltensweisen entsteht und der Selbstwert der Kinder gestärkt wird.

13.3.2 Sitzungsübergreifende Elemente

Bevor es zur Planung einzelner Sitzungen kommt, ist es sinnvoll, einzelne Elemente auszuwählen, die über alle Sitzungen hinweg gleich bleiben und somit für die Kinder Wiedererkennungscharakter besitzen. Dies kann ein Motto sein, unter dem die Therapie steht, gleich bleibende Stundenabläufe, der Einsatz von Belohnungssystemen und Moderationshilfen oder Hausaufgaben.

13.3.3 Ablauf/Rahmen der einzelnen Sitzungen

Für viele Kinder ist ein gleich bleibender strukturierter Rahmen der Sitzungen hilfreich, damit sie sich schnell in der Gruppensituation vertraut fühlen und wissen, auf was sie sich einstellen können. Ein fester und wiederkehrender Ablauf der Sitzungen könnte wie folgt gegliedert sein:

1. Begrüßung und Anfangsrunde
2. Hausaufgabenbesprechung
3. Thema, Arbeitsblatt, Hausaufgaben
4. Freispielzeit

13.3.4 Kombination einzelner Interventionen innerhalb einer Sitzung

Sinnvoll ist es, die einzelnen Sitzungen unter ein Thema wie beispielsweise Gefühle, Mut o. Ä. zu stellen. Die Auswahl der einzelnen Interventionen sollte sich dann an Alter, Gruppengröße, zeitlichen Aspekten und individuellen Bedürfnissen der Gruppe orientieren. Damit der Lerneffekt möglichst optimal ist, sollten alle »Lerninhalte« multimodal vermittelt werden! Die Übungen dieses Buches sind so ausgewählt, dass dieses für alle Themenbereiche auch möglich ist. Innerhalb einer Sitzung sollte das entsprechende Thema

1. kognitiv erarbeitet,
2. durch eigenes Handeln erprobt und angewandt und
3. zur Vertiefung schriftlich fixiert werden.

Eine möglichst kreative und abwechslungsreiche Auswahl der Interventionen steigert die Motivation und hilft auch aufmerksamkeitsschwachen Kindern, bei der Sache zu bleiben.

13.4 Wie können Therapieerfolge in den Alltag übertragen werden?

Erfreulicherweise lassen sich bei vielen Kindern in den Therapiestunden Erfolge verzeichnen. Die Kinder trauen sich mehr zu, lernen, sich an die Regeln zu halten, reden klarer und selbstsicherer oder zeigen viel mehr Handlungsalternativen. Eine der größten Herausforderungen besteht dann jedoch darin, dass die Kinder die erworbenen Kompetenzen in ihr alltägliches Leben übertragen! Damit dies geschehen kann, müssen viele unterschiedliche Faktoren berücksichtigt werden. Zwei wichtige Aspekte stellen die Art der Intervention und der Einbezug der Eltern dar.

13.4.1 Alltagsnahe Übungen und Beispiele

Allein durch die Wahl eines Gruppensettings ist der Rahmen bereits »alltagsnäher« gewählt, als wenn die Kinder in Einzelsituationen Therapie erhalten. Wichtig ist darüber hinaus auch, dass alle Beispiele, die gewählt werden, dem Alltag der Kinder entstammen. Durch geschicktes Nachfragen können Sie die Kinder immer wieder dazu anregen, die Inhalte der Stunde mit ihrer eigenen Lebensrealität zu verknüpfen *(Wie ist das bei euch? Kennt ihr das auch? Nennt doch mal ein Beispiel von euch …).*

13.4.2 Rollenspiele

Unübertroffen ist die Wirkung von Rollenspielen innerhalb der Therapie. Die Kinder erfassen die Inhalte nicht (nur) auf der kognitiven Ebene, sondern lernen durchs Erleben. Auch wenn die Beispiele oft »künstlich« sind, müssen Handlungsplanungen erstellt und Verhaltensweisen eingeübt werden, auf die das Kind im Alltag zurückgreifen kann. Oft haben wir als Therapeutinnen und Therapeuten Bedenken vor Rollenspielen: »Sicher ist es den Kindern unangenehm, ich selber mochte Rollenspiele auch noch nie …« sind Gedanken, die uns daran hindern können, diese Chance der Therapie auch zu nutzen. Wer dies dennoch wagt, merkt schnell, dass Kinder vor dem Rollenspiel nur selten Angst haben, da für die meisten Heranwachsenden Rollenspiele noch etwas völlig Natürliches sind. Oft sind es eher unsere eigenen Unsicherheiten, die wir bei den Kindern dann auch vermuten oder möglicherweise auch auf sie übertragen. Dennoch hier einige Möglichkeiten, eventuelle Angst vor Rollenspielen zu nehmen und diese wirkungsvoll einzusetzen:

- Beginnen Sie selbst mit dem Rollenspiel.
- Legen Sie in der Erklärung des Rollenspiels klare Signale für Anfang und Schluss des Rollenspiels fest (z. B. Aktion und Stopp oder Start und Schluss).
- Signalisieren Sie, dass es nichts Besonderes ist, das »mal kurz zu spielen«.
- Legen Sie die Reihenfolge fest, wer nacheinander dran ist. Beginnen Sie mit dem Kind, das Sie am selbstbewusstesten einschätzen.
- Halten Sie die Dauer des Rollenspieles kurz.
- Geben Sie Szenen so weit wie möglich vor.

Nach Beenden des Rollenspiels ist es wichtig, dass die Kinder die Möglichkeit erhalten, über ihre Erfahrungen zu berichten. Treten im Spiel negative Gefühle auf, die sich hinterher noch auswirken, ist es wichtig, diese zu thematisieren und möglicherweise das Rollenspiel mit einer positiveren Wendung zu wiederholen. Um die Übertragung von potenziellen negativen Emotionen zu reduzieren, kann es sinnvoll sein, den Kindern im Rollenspiel Symbole (Hut oder Verkleidung …) zu geben, die sie nach dem Rollenspiel bewusst wieder ablegen, somit wird der Unterschied zwischen Rollenspiel und »echtem« Leben deutlicher spürbar.

Zeigt ein Kind zu große Angst mitzuspielen, so motivieren Sie es sanft, aber drängen Sie nicht zu stark. Fragen Sie am Ende, ob es nicht doch noch mal probieren will.

13.4.3 Elternarbeit

Neben der Art der Interventionen ist die Elternarbeit für den Alltagstransfer der entscheidende Faktor. Gelingt es den Eltern, das sozial kompetente Verhalten ihrer Kinder zu fördern und zu unterstützen, ist die Wahrscheinlichkeit deutlich höher, dass sich das Verhalten tatsächlich etabliert. Voraussetzung hierfür ist eine gute Information der Eltern. In einleitenden Elterngesprächen sollten individuelle Therapieziele für die Gruppentherapie vereinbart und mit den Eltern besprochen werden, wie diese die Ziele umsetzen und fördern können. Die Eltern sollten über die Inhalte der Gruppentherapie umfassend informiert werden, damit sie Themen mit den Kindern nachbesprechen können. Zwar ist nicht in allen institutionellen Rahmenbedingungen eine enge begleitende Elternarbeit möglich, doch wäre sie grundsätzlich von großer Wichtigkeit. Ein guter Schnitt wären begleitende Elterngespräche alle vier Wochen. Möglich sind auch Elternabende oder Elternrunden, wo den Eltern gebündelt Wissen vermittelt werden kann und diese sich gleichzeitig auch austauschen können.

13.4.4 Mappe/Pass

Damit sich die Kinder auch außerhalb an die Inhalte der Therapie erinnern können, ist der Einsatz von Therapiemappen sehr hilfreich. Die wichtigsten Inhalte der Gruppentherapie sollten die Kinder auf Arbeitsblättern erhalten. Enthält die Mappe auch Blätter, Bilder, Ermutigungen oder Unterschriften von anderen Kindern der Gruppe oder Ihnen, steigt der »Wert« der Mappe deutlich an. Je mehr sich die Kinder Mühe geben, die Mappe schön zu gestalten, umso häufiger werden sie diese auch später herausholen. Die Arbeitsblätter sollten immer so gestaltet sein, dass die Lerninhalte sowohl für die Kinder als auch für die Eltern daraus ersichtlich werden.

Sehr motivierend kann auch die Herausgabe eines Passes (in Scheckkartenformat oder etwas größer z. B. M 17) sein. Hierauf könnten beispielsweise die Punkte gesammelt werden oder Regeln stehen! Die Kinder können darauf Angaben zu ihrer Identität (Name, Alter, »geheime Merkmale«) machen.

Sowohl Mappe als auch Pass stehen in der Gefahr, vergessen zu werden. Dies geschieht in der Regel dann nicht, wenn die Kinder in der

Stunde merken, dass sie beides auch wirklich benötigen und im Nachteil sind, wenn sie ihre Mappen nicht dabeihaben.

13.4.5 Hausaufgaben

Therapeutische Hausaufgaben sind für den Alltagstransfer ebenfalls ein wertvoller Beitrag. Um den Schulcharakter zu verdecken, können sie auch Miniaufgaben oder Expertenaufgaben genannt werden. Durch die Hausaufgaben beschäftigen sich die Kinder auch unter der Woche mit den Themen und wenden diese an. Eine gute Möglichkeit ist es auch, Eltern und Kinder aufzufordern, diese Aufgaben immer gemeinsam zu erledigen.

Um den Anreiz zu erhöhen, kann es sinnvoll sein, die Aufgaben mit einem Punktesystem zu verbinden.

Sollten Kinder die Aufgaben nicht erledigt haben, sollten sie die Möglichkeit erhalten, diese in der nächsten Woche nachzuholen. Merken Sie, dass einzelne Kinder mit den Aufgaben tatsächlich überfordert sind und diese keine häusliche Unterstützung bekommen, können Sie den Kindern auch in der Stunde die Möglichkeit geben, diese nachzuholen.

Hausaufgaben sollten immer abgefragt werden, da sonst die Wahrscheinlichkeit deutlich abnimmt, dass die Kinder diese auch erledigen.

13.5 Wie bekomme ich Ruhe in die Gruppe?

Einige Kindergruppen sind schon von sich aus ruhig, weil sie beispielsweise eher aus unsicheren oder ängstlichen Kindern zusammengesetzt sind. Oftmals ist jedoch das Gegenteil der Fall. Die Kinder sind unruhig und treiben so mancher Therapeutin oder manchem Therapeuten dadurch Schweiß auf die Stirn. In einer Kindergruppentherapie sollte meines Erachtens nicht der Anspruch auf militärische Disziplin und Ordnung gestellt werden. Damit jedoch einzelne Kinder nicht untergehen und alle in der Lage sind, Therapieinhalte auch nachhaltig zu erfassen, sind Ruhe und Struktur durchaus notwendig! Hier einige Hinweise, wie diese erreicht werden können:

13.5.1 Gruppenregeln

Einige wenige Gruppenregeln aufzustellen, ist für die meisten Kinder hilfreich! Sie werden besonders gut angenommen, wenn die Kinder diese selber erarbeiten dürfen. In diesem Fall können Sie den Kindern beispielsweise erklären: »*Jedes gute Spiel hat Spielregeln und so auch unsere Gruppe! Ihr habt die einmalige Chance, Regeln selbst festzulegen. Was für Regeln brauchen wir, damit sich alle wohlfühlen?*« Die endgültige Formulierung sollten Sie selbst übernehmen, da die Regeln, wenn irgend möglich, positiv formuliert sein sollten. Es sollten nicht zu viele Regeln formuliert werden (maximal fünf).

Mögliche Regeln wären:

1. Freundlich sein
2. Den anderen ausreden lassen oder ggf. nur mit Redegegenstand reden
3. Ruhig sitzen
4. Mitmachen

Die Regeln können aufgehängt oder in die Mappen der Kinder aufgenommen werden. An Verbindlichkeit gewinnen sie, wenn sie als Vertrag formuliert werden, der dann von allen Kindern und Mitarbeitenden unterschrieben wird. Sie können das Einhalten der Regeln auf vielerlei Weise überwachen: durch Lob, Punktesysteme oder Ähnliches.

Gelingt es den Kindern, die Regeln einzuhalten, so haben sie bereits einen wichtigen Therapieerfolg im Aufbau sozialer Fertigkeiten erzielt.

Belohnungssysteme:

Der Einsatz von Belohnungssystemen ist, wie Erkenntnisse aus Wissenschaft (z. B. Hungerige & Borg-Laufs, 2006) und Praxis immer wieder zeigen, ein sehr wirkungsvolles Mittel der Verhaltenstherapie, um Kinder zu neuen, erwünschten Verhaltensweisen zu motivieren. Sie basieren auf der Erkenntnis, dass Verhaltensweisen dann vermehrt gezeigt werden, wenn ihnen angenehme Konsequenzen (Verstärker) folgen (operante Konditionierung). Generell wird zwischen Token-Programmen unterschieden, bei denen Kinder zum Aufbau von erwünschten Verhaltensweisen Verstärker erhalten, und Response-Cost-Programmen, die durch den Entzug von Verstärkern dazu verhelfen sollen, unangemessenes Verhalten abzubauen. Da kontingente positive Verstärkung das aussichtsreichste Verfahren zum raschen Aufbau von neuem Verhalten darstellt (Esser, 2005), kann regelkonformes ruhiges Verhalten oder auch generell sozial kompetentes Verhalten beispielsweise durch Punktesysteme verstärkt werden. Sollen Punktesysteme erfolgreich eingeführt werden, sind einige Aspekte zu beachten:

1. Es sollten wenige, klare, positiv fomulierte Regeln schriftlich vereinbart werden, für die die Kinder Punkte bekommen können.
2. Die Verstärkung (z. B. Punkt auf dem Punkteplan) sollte so zeitnah wie möglich geschehen, d. h. lieber mehrfach in der Stunde als nur am Ende!
3. Die direkt vergebenen Punkte sollten nach klaren Vereinbarungen eingetauscht werden können. Hierbei sind verschiedene Modelle denkbar, beispielsweise, dass die Punkte am Ende der Stunde in Spielzeit getauscht werden können, oder, dass am Ende der Therapie die Kinder nach Anzahl der Punkte nacheinander in ein Überraschungssäckchen greifen dürfen.
4. Da durch das Punktesystem ausschließlich angemessenes Verhalten aufgebaut werden soll, darf es nicht gleichzeitig als Bestrafungssystem verwendet werden. Sonst verliert es schnell seinen »exklusiven« Anreizcharakter. Das heißt, es dürfen keine Punkte abgezogen oder Minuspunkte vergeben werden.
5. Loben Sie jedes Kind einzeln bei Erhalt der Punkte.
6. Erfüllen die Kinder die Kriterien nicht, so gehen Sie darauf nicht lange oder ausführlich ein. Erklären Sie dem Kind unter Umständen kurz noch einmal, was es tun muss, um den Punkt zu bekommen! Um die Motivation der Kinder zu erhöhen, ist es möglich, Punkte nach kurzer zeitlicher Verzögerung noch nachzugeben.

13.5.2 Einsatz von »Redegegenständen«

Um Ruhe in eine Gruppe zu bringen, ist es darüber hinaus hilfreich, Redegegenstände zum Einsatz zu bringen. Dies können je nach Gruppe Kuscheltiere, Steine, Igelbälle oder andere Gegenstände sein, die jedes Mitglied der Gruppe dazu legitimieren, in der Gruppe zu sprechen. Es gilt dann die Regel, dass immer nur der redet, der den entsprechenden Redegegenstand in der Hand hält.

1. Sie legen in der ersten Sitzung einen Gegenstand fest und benennen diesen (Redelöwe, Redestein, Teamball …).
2. Sie erklären den Kindern die Regel dazu.
3. Sie halten sich selbst konsequent an die Regel.
4. Sollte ein Kind ohne Redegegenstand reden, ignorieren Sie es oder geben Sie ihm den Redegegenstand.

13.5.3 Mit ruhiger Stimme reden

Auch die Art und Weise, wie Sie mit den Kindern sprechen, nimmt entscheidenden Einfluss darauf, wie sich die Kinder verhalten. Der natürlichen Tendenz folgend fallen selbst Therapeutinnen und Therapeuten mit langjähriger Erfahrung oft in eine laute, hohe Tonlage. Sofern eine Gruppe nicht bereits vollkommen überdreht ist, hilft es, wenn Sie selber mit ruhiger und langsamer Stimme sprechen. Hin und wieder die Lautstärke sogar bis zum Flüstern zu reduzieren, kann besonderen Effekt haben und Spannung aufbauen.

13.5.4 Ruhige Kinder loben

Sowohl die Kinder als auch Therapeutinnen und Therapeuten sind es gewohnt, dass diejenigen Kinder ermahnt werden, die nicht ruhig sind. Diese »Störenfried-Orientierung« lässt sich oft auch nicht vermeiden, weil gewisses Störverhalten nicht toleriert werden kann. Sehr interessante Erfahrungen können jedoch gemacht werden, wenn Sie in einer sehr unruhigen Situation Ihre Aufmerksamkeit ganz bewusst auf ein oder mehrere Kinder richten, die ruhig sind, und diese dafür loben, dass sie sich von der Unruhe nicht anstecken lassen.

13.6 Wie gelingt der Umgang mit schwierigen Gruppensituationen?

13.6.1 Aktuelle Konflikte

Besonders in Gruppen, in denen sich die Kinder untereinander besser kennen, flammen auch aktuelle Konflikte oder Streitthemen auf, die manchmal auch nur einen Teil der Kinder betreffen. Diese Konflikte bieten eine gute Chance, theoretisch erworbenes Wissen gleich zur Anwendung zu bringen, auf der anderen Seite bergen sie jedoch auch die Gefahr in sich, alle anderen Themen zu dominieren. Werden diese Konflikte nicht thematisiert, so wird sich die Gruppe kaum oder nur schwer auf die geplante Stunde einlassen können. Die Kunst ist es also, diesen Themen Raum zu geben, aber dann auch wieder zu den geplanten Themen zurückzukehren.

1. Problemecke:
Sofern Sie die räumlichen Möglichkeiten haben, ist es beispielsweise hilfreich, eine Problemecke einzuführen, in die Sie sich mit der Gruppe zurückziehen, um die aktuellen Punkte zu besprechen. Diese können Sie dann nach einer Weile bewusst wieder verlassen und zur »Tagesordnung« übergehen.

2. Stellen Sie den Konflikt als Chance dar (ressourcenorientiertes Reframing):
Sagen Sie beispielsweise: *Ich freue mich, dass ihr diesen Streit mitbringt, was meint ihr (oder auch diejenigen, die nicht beteiligt sind) können wir alle davon lernen?* Sowohl Sie als auch die Kinder gehen dadurch mit einer vollkommen anderen Grundeinstellung in das Gespräch, als wenn Sie den Kindern Ihren Ärger darüber spüren lassen, dass es zum wiederholten Male zum Konflikt kommen musste …

3. Lassen Sie sich den Konflikt auf unerwartete Art und Weise darstellen:
Um zu vermeiden, dass ein Konflikt ausschweifend und eskalierend dargestellt wird, führen Sie eine einleitende »Problemrunde« ein, in der jeder Beteiligte den Konflikt kurz und gebündelt und vor allem auf eine neuartige Weise darstellt. Sie können Sätze vorgeben, die die Kinder vervollständigen sollen, beispielsweise: »Ein Reporter hätte gesehen, dass: …« oder »Ich war verwundert über …«. Um emotionale Überreaktionen zu vermeiden, können Sie die Beteiligten auch bitten, den Konflikt schriftlich auf kleinen Zetteln darzustellen, von diesem im Flüsterton zu berichten oder den Konflikt ohne Worte (pantomimisch) den anderen vorzuspielen. Den Kindern gelingt es durch solche Interventionen, erste Distanz zu dem Konflikt aufzubauen.

4. Fragen Sie nach:
Ist es Ihnen nach der ersten Runde nicht gelungen, ein schlüssiges Bild von dem Konflikt zu bekommen, stellen Sie einzelnen Kindern gezielte Fragen dazu! Erheben Sie jedoch nicht den Anspruch an sich, den Konflikt vollständig rekonstruieren zu können.

5. Lassen Sie Lösungen erarbeiten:
Geben Sie den Kindern die Aufgabe, möglichst viele Lösungsansätze (beispielsweise auf kleinen Kärtchen) zu sammeln, ohne diese zu diskutieren! Sie können den Beteiligten auch die Aufgabe geben, jeweils einen Satz zu »Ich mache ....« und »Du machst ...« schreiben oder sagen zu lassen.

Mögliche Lösungen können auch von den unbeteiligten Kindern generiert oder, falls Sie sich mehr Zeit nehmen wollen, im Rollenspiel gespielt werden.

6. Besiegeln Sie die Lösung:
Nachdem sich die Gruppe auf eine Lösung geeinigt hat, sollte diese durch Handschlag oder schriftlich (»Friedensvertrag«) besiegelt werden.

7. Wagen Sie »Vertagung«:
Immer wieder gibt es Konflikte, die sich in kurzer Zeit nicht lösen lassen. Vereinbaren Sie in solchen Fällen mit den Kindern einen Zeitpunkt, zu dem Sie allein mit den Beteiligten den Konflikt in Ruhe thematisieren können, und wenden Sie sich dann der geplanten Sitzung zu.

Generelle Hinweise zur Gesprächsführung:

- Erteilen Sie das Wort:
  Bestimmen Sie, wer wann redet, und legen Sie somit fest, wer auf Gesagtes reagieren darf.
- Schützen Sie das »Ausreden«:
  Achten Sie darauf, dass die Kinder sich gegenseitig ausreden lassen und nicht impulsiv auf das Gesagte der anderen Kinder reagieren.
- Verteilen Sie Redezeiten:
  Achten Sie darauf, dass alle Beteiligten ungefähr die gleiche Zeit haben, den Konflikt darzustellen. Unter Umständen kann es hilf-

reich sein, Redezeiten einzuführen. Den Kindern wird dann mittels Stoppuhr oder Kurzzeitwecker gezeigt, wann ihre Redezeit abgelaufen ist.

13.6.2 Lese-Rechtschreib-Störungen

Sobald Sie Arbeitsblätter nutzen, kommt es in vielen Gruppen vor, dass Kinder Probleme mit dem Schreiben haben. Sie brauchen mehr Zeit als die anderen und geraten unter Druck. Da das Ziel, soziale Fertigkeiten aufzubauen, am besten in einer entspannten Grundatmosphäre erreicht werden kann, sollten Sie die Kinder mit Lese-Rechtschreib-Problemen dahingehend unterstützen, dass die Anspannungssituation umgangen wird.

Dies können Sie erreichen, indem Sie kommentarlos alle Inhalte, die aufgeschrieben werden sollen, mit den Kindern gemeinsam erarbeiten und Sie diese auf einen Zettel in der Mitte des Tisches schreiben, von dem die Kinder abschreiben. Sind die Inhalte sehr individuell, können Sie auch das Schreiben für schwächere Kinder komplett übernehmen und ihnen die Aufgabe geben, dazu etwas zu malen. Falls Sie die Gruppe nicht gerade im Rahmen eines Schulprojektes durchführen, ist es auch entlastend, wenn Sie betonen, dass sich die Gruppe ja nicht im »Deutschunterricht« befindet und daher die Rechtschreibung nicht so relevant ist.

13.6.3 Störenfriede

Arbeiten Sie mit Gruppen, so bleibt es nicht aus, dass Sie hin und wieder Kinder in der Gruppe haben, die gemeinhin als »Störenfriede« bekannt sind: Sie triezen ununterbrochen ihren Nachbarn, reden ständig dazwischen, springen auf, lachen andere laut aus und provozieren immer dann, wenn Sie gerade nicht hinschauen, versuchen wegzulaufen oder lassen sich noch ganz andere Dinge einfallen, mit denen Sie selber nie rechnen würden. Oft ziehen diese Kinder nicht nur unsere volle Aufmerksamkeit auf sich, sondern auch alle Energie. Für den Rest der Gruppe bleiben unweigerlich viel zu wenig Kapazitäten übrig. Auf diese Kinder angemessen zu reagieren, erfordert viel Feinfühligkeit und gleichzeitig flexibles, klares Handeln. Patentrezepte existieren für diese Momente nicht, dennoch gibt es einige Tipps, die hilfreich sein können:

1. Bauen Sie eine gute, tragfähige Beziehung zu dem Kind auf!
Sprechen Sie vor oder nach der Stunde in einer entspannten Situation mit dem Kind über konfliktfreie Themen. Überlegen Sie selber, was Sie an dem Kind mögen!

2. Zeigen Sie sich nicht überrascht!
Vermeiden Sie starke Aufmerksamkeit auf das Kind, indem Sie ihm und der Gruppe signalisieren, dass sie das entsprechende Verhalten schon kennen. Dies kann in ihrer Haltung zum Ausdruck kommen oder auch tatsächlich verbalisiert werden: »*Ach, dass Justin immer kippelt, kennen wir schon, das braucht uns nicht weiter zu stören. Justin setze dich bitte ruhig hin.*« Oder: »*Dass Tim zwischendurch immer singt, das kennen wir schon, das wird langsam langweilig, da brauchen wir nicht mehr zu reagieren!*«

3. Erinnern Sie das Kind an seine Ressourcen!
Erarbeiten Sie mit dem Kind gemeinsam seine Ressourcen und erinnern Sie es in den Konfliktsituationen daran: »*Justin, du bist ein so guter Fußballspieler, nun zeig uns, dass du es auch schaffst, fünf Minuten lang deinen Nachbarn nicht zu treten!*«

4. Loben Sie angemessenes Verhalten!
Achten Sie darauf, wann das Kind es schafft, sich angemessen zu verhalten, und melden Sie dies rasch zurück!

5. Bleiben Sie in der Nähe!
Setzen Sie sich wenn nötig neben das Kind, sodass sie unmittelbar eingreifen können.

6. Konsequenz: Keine Punkte!
Sollten Sie ein Punkte- bzw. Belohnungssystem verwenden, geben Sie dem Kind ohne großen Aufhebens oder Begründungen die entsprechenden Punkte nicht! Lassen Sie sich in Bezug auf die Punkte auf keine Diskussionen ein.

7. Trennen Sie das Kind von der Gruppe!
Führt das Störverhalten längerfristig dazu, dass das normale Geschehen zu stark beeinträchtigt ist, trennen Sie das Kind für eine Weile von

der Gruppe. Lassen Sie es von einem entfernten Platz aus zuschauen, während Sie und die Gruppe es nicht beachten. Legen Sie einen Zeitpunkt fest, wann das Kind wieder am Gruppengeschehen teilnehmen darf.

8. Holen Sie sich Unterstützung!
Ist ein Kind über mehrere Stunden auffällig, so kann es sinnvoll sein, die Eltern oder Kollegen zu Hilfe zu bitten. Steht Ihnen die Ressource einer zweiten Person zur Verfügung, so kann es bei massivem Störverhalten sinnvoll sein, die Kinder für einen bestimmten Zeitraum vor dem Gruppenraum warten zu lassen. Die betreuende Person achtet dann darauf, dass das Kind nicht wegläuft oder stört, aber gibt ihm keine besondere Aufmerksamkeit.

9. Finden Sie eine alternative Therapieform!
Verantwortungsgefühl, Pflichtgefühl oder auch eigener Stolz führen dazu, dass wir oft zu lange ein Kind in der Gruppe belassen, das durch sein Verhalten dazu beiträgt, dass es selber immer stärker in eine negative Rolle gerät und alle anderen nicht mehr angemessen von der Therapie profitieren. In solchen Fällen ist die Therapie in einer Gruppe zu dem Zeitpunkt unangemessen. Sie sollten gemeinsam mit den Eltern oder Erziehungsberechtigten über alternative Therapieformen sprechen und die Gruppentherapie für dieses Kind beenden.

13.6.4 Totales Chaos

Noch schwieriger wird es, wenn nicht nur ein Kind durch störendes Verhalten auffällt, sondern sich in der gesamten Gruppe eine Dynamik entwickelt, die zu eskalieren droht. Selbst Therapeutinnen und Therapeuten mit jahrelanger Gruppenerfahrung sehen sich gelegentlich in der Situation, dass Stifte fliegen, Kinder über Tische auf andere Möbelstücke springen, weglaufen wollen oder eine gesamte Gruppe versucht, die Lautstärke einer Fußballarena noch zu toppen. Momente, die jeden Therapeuten oder jede Therapeutin hilflos und verzweifelt an die absoluten Grenzen bringen. Dass es auch für diese Situationen kein Patentrezept gibt, liegt auf der Hand. Hier dennoch einige Ideen, deren Umsetzung hilfreich sein können:

1. Erkennen Sie die Gefahr rechtzeitig!
Oftmals, wenn auch leider nicht immer, kündigen sich Gruppeneskalationen an. Wichtige Anzeichen sind es, wenn nahezu alle Kinder einer Gruppe unruhig werden oder die gleiche Form von provozierendem Verhalten zeigen (z. B. alle Kinder geben plötzlich quietschende Laute von sich) oder einzelne Kinder, an denen sich die Gruppe orientiert, so in bestimmte Verhaltensweisen versteift sind, dass Sie keinerlei Einfluss mehr haben. Versuchen Sie in solchen Situationen, ruhig, entschieden und klar zu reagieren.

2. Beruhigen Sie sich!
War es nicht möglich, die Situation rechtzeitig abzufangen, folgt eine Phase höchsten Stresses! In den Momenten ist es eine hohe, aber erstrebenswerte und äußerst hilfreiche Kunst, sich selbst innerhalb von wenigen Sekunden einigermaßen zu entspannen. Atmen Sie einmal tief durch! Vergegenwärtigen Sie sich, dass nicht Ihre eigene Unfähigkeit zu diesem Chaos geführt hat, legen Sie sich schon im Vorfeld alle denkbaren positiven Selbstinstruktionen zurecht: »Schöne Herausforderung!«, »Muss keine perfekte Lösung sein!«, »Andere könnten es auch nicht besser lösen!« …

3. Reagieren Sie ruhig, prompt und klar!
Beobachten Sie die Situation nicht lange. Gehen Sie ruhig und entschieden dazwischen, trennen Sie Kinder, die sich »in den Haaren liegen«, trennen Sie »anführende oder anstachelnde« Kinder von der Gruppe, geben Sie deutliche Anweisungen, wer was zu tun hat: »*Julian, Anna und Jonny, ihr setzt euch in den Stuhlkreis, Johannes, du setzt dich zu mir an den Tisch!*«

Sprechen Sie die Kinder direkt und mit Namen an. Gehen Sie hin und schreien Sie nicht über weite Entfernungen.

4. Setzen Sie überraschende Signale!
Oft lässt sich eine eskalierende Situation unterbrechen, indem Sie Signale setzen, mit denen die Kinder nicht rechnen und die möglicherweise auch kontraproduktiv erscheinen. Üblich und oft auch wirkungsvoll wäre es, einen kurzen lauten akustischen Reiz zu bieten (Trommel, Pfeife …). Aber auch das Gegenteil kann große Wirkung zeigen. Sie können von einer Sekunde auf die andere das Reden komplett ein-

stellen und sich entweder still in die Mitte des Raumes hocken oder nur noch mit Gesten auf die Kinder eingehen!

5. Planen Sie eine grundlegende Veränderung!
Oft ist es nicht sinnvoll, direkt in der Stunde der Eskalation die Gründe und Folgen noch einmal zu thematisieren. Wichtig ist es jedoch, in der folgenden Stunde ein neues Arbeitsbündnis mit der Gruppe zu schließen. Hierfür kann es sinnvoll sein, Veränderungen zu beschließen. Es kann sein, dass es hilfreich ist, neue Regeln aufzustellen, einen Wächter über die Regeln zu bestimmen oder auch einzelne Kinder ganz aus der Gruppe herauszunehmen.

13.6.5 Verweigerung

Schön wäre es, wenn alle Kinder immer alles »brav« mitmachen, was wir uns so vorstellen. Leider ist dies oft nicht der Fall, und manche verweigern die Mitarbeit. Um den Kindern aus dieser Haltung herauszuhelfen, muss zunächst unterschieden werden, ob hinter der Verweigerung primär eine Angst oder Opposition steht (wobei oft hinter scheinbarer Opposition ebenfalls Angst steht). Im Fall von reiner Opposition sollten Sie nicht in die Falle geraten, mit den Kindern in einen Machtkampf einzutreten. Benennen Sie das »Mitmachen« als eine Regel und nutzen Sie die Interventionen, die unter dem Unterkapitel »Störenfriede« erläutert sind, auch, damit das verweigernde Verhalten für die anderen Kinder keinen Modellcharakter bekommt.

Verweigern die Kinder aus Angst ihre Mitarbeit, so ist es wichtig, ihnen zunächst den Druck zu nehmen, indem Sie »zuschauen« ausdrücklich erlauben! Nehmen Sie erst andere Kinder dran und geben Sie den unsicheren Kindern leichtere Aufgaben, beispielsweise Fragen, die sie nur mit Ja oder Nein beantworten müssen. Ermutigen Sie die Kinder sanft, kleine Schritte zu gehen, und vermeiden Sie zu hohe Anforderungen, in denen die Angst »siegen« würde. Zeigen Sie den Kindern auf, wo sie es schon geschafft haben, die Angst zu überwinden.

13.6.6 Außenseiter

Leider kommt es auch in kleinen therapeutischen Gruppen immer wieder vor, dass Kinder in Außenseiterrollen geraten. Oftmals werden bestimmte »Auffälligkeiten« wie schiefe Ohren oder schrille Stimme ... herausgegriffen, die Auslöser für Hänseleien oder Provokationen sind. Die übrigen Kinder schließen sich dann in ihrem Urteil zusammen und fühlen sich in der Gruppengemeinschaft gestärkt. Das Kind, das sich in der Außenseiterrolle befindet, zieht sich aus Angst vor weiteren Verletzungen immer weiter aus der Gruppe zurück, was seine Rolle zusätzlich manifestiert. Eine therapeutische Kleingruppe bietet eine gute Chance, diese Verhaltensmuster zu durchbrechen. Folgende Hinweise können hilfreich sein:

1. Thematisieren Sie das Verhalten!
Mobbingverhalten zu bagatellisieren – »Das hört schon wieder auf« oder »Tue einfach so, als ob du es nicht hörst!« – ist oft ein Versuch, den schon belasteten Kindern eine Konfrontation mit der Gruppe zu ersparen, der aber nur selten zum Erfolg führt. Oft sind sowohl die Verhaltensmuster des Kindes, das zum Opfer wird, als auch die der Gruppe so chronifiziert, dass es thematisiert werden muss, damit Änderung erreicht werden kann.

2. Finden Sie die Gründe der Gruppe heraus!
Erarbeiten Sie mit der Gruppe die Gründe für das Mobbingverhalten. Haben Sie die Befürchtung, dass die Belastung für das Kind in der Außenseiterrolle zu stark werden könnte, kann es sinnvoll sein, die Gründe durch die Gruppe aufschreiben zu lassen oder sich die Gründe nicht in der kompletten Gruppe nennen zu lassen, sondern von einzelnen Kindern. Wichtig ist, dass sich die Gruppe, die sich auf ein «Opfer« eingeschossen hat, gehört fühlt und ihren Gründen mit Verständnis begegnet wird.

3. Wecken Sie den Ehrgeiz zu einer »außenseiterfreien Gruppe«!
Erarbeiten Sie mit der Gruppe, was Außenseitertum für Folgen hat und warum es ein Zeichen für eine schwache Gruppe ist, wenn sie Außenseiter braucht. Überlegen Sie mit der Gruppe, was die Gruppe machen kann, damit das entsprechende Kind wieder integriert wird. Gleichzeitig wird mit dem isolierten Kind besprochen, was es selber machen

sollte. Diese Vereinbarungen sollten im optimalen Fall in der Gesamtgruppe besprochen werden. Ist die Situation jedoch zu gespannt, können auch getrennte Gespräche mit der Gruppe und dem »Außenseiter-Kind« geführt werden.

4. Stärken Sie das »Außenseiter-Kind«!
Unter Umständen kann es notwendig sein, dass Sie schützend und reglementierend auf die Gruppe einwirken, damit Hänseleien unterbunden werden. Hierbei besteht jedoch die Gefahr, dass das Kind noch weiter in Isolation gerät, da die Kinder über die Einmischung eines Erwachsenen ärgerlich sind und das Kind in einer unselbstständigen isolierten Rolle verharrt.

Besser ist es daher, das Kind zu stärken. Vergegenwärtigen Sie sich zunächst selber, welche Stärken Sie an dem Kind sehen. Helfen Sie ihm, seine Eigenheiten oder Auffälligkeiten zu akzeptieren, indem Sie beispielsweise erklären, dass es noch andere Menschen (vielleicht sogar Prominente) mit diesen Auffälligkeiten gibt, die sich dafür auch nicht schämen. Stärken Sie den Selbstwert des Kindes und erarbeiten Sie mit ihm gemeinsam, wie es sich selbstsicher den Hänseleien stellen kann. Thematisieren Sie unter Umständen Verhaltensweisen, die das Kind einstellen muss. Machen Sie ihm Mut, seine passive Opferrolle zu verlassen und wieder auf die Gruppe zuzugehen. Unter Umständen kann es sinnvoll sein, dem Kind sozial akzeptierte pro-soziale Aufgaben zu übertragen, über die sich die Gruppe freut (Spiele für die Spielzeit mitbringen – Spielemeister oder Material aufräumen – Materialmeister …).

5. Loben Sie Integration!
Stellen Sie jede Tendenz zur Integration positiv heraus. Egal, ob es einzelne Kinder oder die ganze Gruppe betrifft. Sie können auch mit einer Urkunde für eine »außenseiterfreie Gruppe« locken, die die Kinder erhalten können, wenn sie es bis zum Ende schaffen, wirklich alle zu integrieren.

14. Ausgearbeitetes Gruppentherapieprogramm TEAM

Als Anregung oder als vollständige Grundlage der Gruppentherapie wird in der Folge ein komplett ausgearbeitetes Gruppentherapieprogramm zur umfassenden Förderung sozialer Fertigkeiten vorgestellt, das über viele Jahre in der Kinder- und Jugendpsychiatrischen Ambulanz, der Tagesklinik und im Rahmen stationärer Kinderrehabilitation der Fachklinik Hochried in Murnau unter Mitarbeit vieler Therapeutinnen entwickelt, in vielen Varianten durchgeführt und wissenschaftlich evaluiert wurde (Schmitman gen. Pothmann, 2008).

14.1 Rahmen und Zielgruppe

Das vorliegende Programm wurde als 10-wöchiges Gruppentraining für Jungen und Mädchen zwischen zweiter und fünfter Klasse entwickelt. Es orientiert sich an den Bedürfnissen von Kindern mit AD(H)S, ist aber für alle anderen Kinder ebenso geeignet, da es die Basisthemen zum Aufbau sozialer Fertigkeiten beinhaltet.

Einmal pro Woche trifft sich die Gruppe von drei bis vier Kindern für eine Stunde, die von einem oder optimalerweise zwei Therapeuten oder Therapeutinnen geleitet wird.

Da die Themen theoriegeleitet aufeinander aufbauen, handelt es sich um eine geschlossene Gruppe, die die Kinder von der ersten bis zur letzten Sitzung gemeinsam durchlaufen.

14.2 Name und Motto TEAM

Die Gruppe läuft unter dem Namen und Motto TEAM, wobei die Buchstaben von **TEAM für T = Team, E = Experten, A = arbeiten, M = miteinander** stehen. Die Kinder werden von der ersten Stunde an motiviert, Teamexperten zu werden. Das, so wird es den Kindern erklärt, sind Kinder, die besonders gut mit anderen Menschen klarkommen.

In der ersten Stunde werden **Teamexpertenregeln** (ABT 25) vereinbart, die als Vertrag schriftlich festgehalten werden. Eine der sonst von den Kindern vorgeschlagenen Regeln ist es, nur mit **Teamexpertenstein** (Redegegenstand) zu sprechen. Dreimal pro Stunde haben die Kinder die Möglichkeit, für die Einhaltung der Regeln in Form eines verhaltenstherapeutischen Tokensystems **Teamexpertenpunkte** (ABT 26) zu bekommen, die sie im Laufe der 10 Wochen sammeln und dafür am Ende eine **Teamexpertenurkunde** (ABT 27) erhalten. Generell dienen Tokensysteme dazu, erwünschtes Verhalten zu unterstützen. Die Motivation der Kinder, ein solches Verhalten zu zeigen, wird dadurch erhöht, dass sie für eine kurze Zeit (so lange, bis sich das Verhalten etabliert hat) kleine Belohnungen (Punkte oder Aufkleber …) bekommen. Sie erhalten einen Teamexperten-Pass (M 17), auf dem sie Punkte sammeln können.

Alle Therapieziele werden abwechslungsreich und multimodal umgesetzt. Die Kinder erhalten eine **Teamexpertenmappe**, in der sowohl alle Arbeitsblätter als auch alle **Teamexpertenaufgaben** (Hausaufgaben) gesammelt werden und somit der Alltagstransfer und Einbezug der Eltern unterstützt werden.

Der Aufbau der Sitzungen ist von einem gleich bleibenden Rahmen geprägt, durch den die Kinder Struktur und Sicherheit erfahren. Folgender Ablauf wiederholt sich in allen Sitzungen:

Ablauf:

a) Begrüßung und Anfangsrunde
b) Besprechung Teamexpertenaufgaben (Hausaufgaben)
c) Thema/Arbeitsblatt/Teamexpertenaufgaben
d) Ggf. Teamexpertenzeit (freie Spielzeit) und Abschlussrunde

14.3 Sitzungen

Im Folgenden werden die einzelnen Sitzungen komplett beschrieben. Die Reihenfolge der Themen ist abgeleitet am Modell zur Pathogenese sozialer Fertigkeiten bei AD(H)S. Grob kann die Therapie in drei Phasen eingeteilt werden:

Phasen	Sitzungen	Ziele:
Phase 1: Wahrnehmung und Emotionsregulation	1. Selbst-/Fremdwahrnehmung 2. Gefühle und Bedürfnisse 3. Wut	Wahrnehmungsförderung Emotionsregulation
Phase 2: Handlungsplanung	4. Reden 5. Freundschaft 6. Streitauslöser 7. Lösungen Streit	Erweiterung des Verhaltensrepertoires Handlungskompetenzen
Phase 3: Motivation Handlungsausführung	8. Mut 9. Stärken und Schwächen 10. Selbstwert	Steigerung der Motivation zur Ausführung sozial kompetenter Verhaltensweisen

Um Wiederholungen zu vermeiden, wird bei den Sitzungsbeschreibungen auf die Vorschläge zur wörtlichen Instruktion verzichtet. Es werden Verweise auf die ausführlichen Beschreibungen der Übungen gegeben, in denen diese nachzulesen sind.

Die Zeitangaben haben den Zweck, eine grobe Orientierung zu geben. In vielen Gruppen und bei verschiedenen Therapeuten und Therapeutinnen haben sich diese und auch die »Menge« der Übungen als passend erwiesen. Dennoch erfordern einige Gruppen ein flexibles Variieren des Zeitmanagements. Zu diesem Zweck ist in jeder Stunde die Teamexpertenzeit als »Pufferzeit« eingeführt, in der die Kinder in der Gemeinschaft frei spielen können. Sollte dennoch die Zeit nicht reichen, bietet es sich oftmals an, die Arbeitsblätter als Teamexpertenaufgaben für zu Hause mitzugeben.

In der Praxis stellte sich heraus, dass es sinnvoll ist, innerhalb einer Gruppe keine zu großen Altersunterschiede zu haben. Da sich einige Übungen eher für jüngere und andere eher für ältere Kinder eignen, orientieren sich die Beschreibungen im Zweifelsfall an 8 – 10-jährigen Kindern. Im Anschluss werden Alternativen aufgeführt, die bei Kindern zwischen 11 und 13 Jahren ausgetauscht werden sollten.

1. Sitzung: Selbst- und Fremdwahrnehmung

Ziele:	Selbst-/Fremdwahrnehmung, Empathieförderung, Perspektivenübernahme		
Vorbereitung:	✓ Mappen ✓ Stifte ✓ Redegegenstand ✓ Teamexperten-Pässe	**Material:**	✓ ABT 01a ✓ ABT 25 ✓ HA 24 ✓ M 17

Inhalt der Sitzung: Die Kinder sollen sich gegenseitig kennenlernen. Es soll eine vertrauensvolle Atmosphäre geschaffen werden und ein Gruppengefühl entstehen. Spiele zum Kennenlernen sollen anfängliche Unsicherheit und Anspannung nehmen. Sicherheit und Orientierung wird ihnen durch Erklären des wiederkehrenden Ablaufes vermittelt.

1	Rederunde: Begrüßung	5 Minuten Stuhlkreis	
	■ Begrüßung ■ Einführung: Name und Motto: Teamexperten ■ Einführung: Regeln zum Teamstein (Redegegenstand)		
2 (4.3; S. 63)	**Spiel: Anfangsrunde: Du bist … ich bin …** *Eigene Befindlichkeit nennen und die von anderen wiederholen*	5 Minuten Stuhlkreis	
	■ Erklärung Spiel ■ 1. Übungsrunde ohne Wiederholung ■ 2. Normale Runde mit Wiederholung		
3 (13.5.1; S. 177)	**Rederunde: Teamexpertenpunkte** *Einführung Punktesystem + Teamexperten-Pass (M 17)*	5 Minuten Stuhlkreis	
	■ Erklärung Teamexpertenpunkte und Belohnungssystem ■ Kinder nennen Vorschläge für Regeln ■ Sie halten die positiv formulierten Regeln (max. 4–5) schriftlich fest		

4 (13.5.1; S.177)	**Arbeitsblatt: Regeln** *Aufstellen von Gruppenregeln*	3 Minuten Tisch	✎
	■ Kinder schreiben die positiv formulierten Regeln (max. 4–5) auf AB 25 ■ Alle Teilnehmenden unterschreiben die Regeln als Vertrag ■ Austeilen der Teamexperten-Pässe M 17		
5 (13.5.1; S.177)	**Teamexpertenpunkte** *Punktevergabe*	3 Minuten Tisch	①
	■ Jedes Kind, das sich an die Regeln gehalten hat, erhält Lob und einen Punkt		
6 (4.5; S.65)	**Spiel: Alle, die ...** *Kinder mit gleichen Interessen tauschen die Plätze*	5–10 Minuten Stuhlkreis	
	■ Erklärung des Spiels		
7 (13.5.1; S.177)	**Teamexpertenpunkte** *Punktevergabe*	3 Minuten Stuhlkreis	①
	■ Jedes Kind, das sich an die Regeln gehalten hat, erhält Lob und einen Punkt		
8 (4.7; S.67)	**Aktion: Rätsel-Malen** *Die Kinder malen in Zweiergruppen ein Bild über ihren Partner*	10 Minuten Raum	☼
	■ Erklärung: Aktion Rätsel-Malen ■ Einteilung der Kinder in Zweiergruppen, Verteilung der Kinder über den Raum ■ Austeilen AB 01a ■ Nach dem Erraten, welches Bild wen darstellt, verteilen Sie die Bilder		

9 (13.5.1; S.177)	**Teamexpertenpunkte** *Punktevergabe*	3 Minuten Tisch	①
	▪ Jedes Kind, das sich an die Regeln gehalten hat, erhält Lob und einen Punkt		
10 (13.4.4; S.175)	**Teamexpertenaufgabe/Mappe** *Hausaufgabe: Erstellen des Deckblattes für die Therapiemappe*	3 Minuten Tisch	
	▪ Aussuchenlassen der Mappe ▪ Verteilen des Deckblattes HA 24		
11	Teamexpertenzeit Freie Spielzeit	5–10 Minuten Ganzer Raum	☺
	▪ Kinder können Freizeitbeschäftigung, die alle gemeinsam machen, selber wählen		
12	Abschlussrunde Weitergeben eines Händedruckes bei geschlossenen Augen	1 Minute Kreis	
	▪ Sie bestimmen das Kind, das beginnen darf, den Händedruck herumzugeben		

Alternative für ältere Kinder (11 – 13):

Vorbereitung:	✓ Mappen ✓ Stifte ✓ Redegegenstand ✓ Teamexperten-Pässe	**Material:**	✓ ABT 01 ✓ M 01 ✓ ABT 25 ✓ HA 24 ✓ M 17

1–7	Bleibt identisch		
8 (4.6; S.66)	**Aktion: Reporter** *Interview in Zweiergruppen, gegenseitige Vorstellung*	5–7 Minuten Raum	☼
	▪ Erklärung: Aktion Reporter ▪ Einteilung der Kinder in Zweiergruppen ▪ Ggf. M 01 als Fragenvorlage austeilen		
8a (4.4; S.64)	**Arbeitsblatt: Steckbrief** *Kinder erstellen einen Steckbrief von sich selber*	5–7 Minuten Tisch	✎
	▪ Erklärung: Steckbrief ▪ Verteilung der Materialien ABT 01 ▪ Aufhängen der Steckbriefe		
9–12	Bleibt identisch		

2. Sitzung: Gefühle und Bedürfnisse

Ziele:	Emotionsregulation, Selbst-/Fremdwahrnehmung, Empathieförderung		
Vorbereitung:	✓ Stifte ✓ Redegegenstand	**Material:**	✓ M 03 ✓ M 06 ✓ M 07 ✓ ABT 02 ✓ ABT 03

Inhalt der Sitzung: Die Kinder sollen Zugang zu ihren eigenen Emotionen, Wünschen und Bedürfnissen finden und diese ausdrücken. Die Kinder lernen, verschiedene Aspekte von Emotionen bei sich und anderen zu erkennen und auszudrücken. Sie üben, andere Kinder mit ihren Vorlieben, Wünschen und Bedürfnissen genauer wahrzunehmen und lernen pro-soziales Verhalten.

1	Rederunde: Begrüßung	2 Minuten Stuhlkreis	
	■ Begrüßung		
2 (4.3; S. 63)	**Spiel: Anfangsrunde: Du bist … ich bin …** *Eigene Befindlichkeit nennen und die von anderen wiederholen*	3 Minuten Stuhlkreis	
	■ Erklärung Spiel ■ Runde mit Wiederholung		
3 (13.4.5; S. 176)	**Rederunde: Teamexpertenaufgabe** *Hausaufgabenbesprechung: Deckblatt der Mappe gestalten*	5 Minuten Stuhlkreis	
	■ Deckblatt zeigen und erklären lassen ■ Punkte vergeben		
4 (13.5.1; S. 177)	**Teamexpertenpunkte** *Punktevergabe*	3 Minuten Stuhlkreis	①
	■ Jedes Kind, das sich an die Regeln gehalten hat, erhält Lob und einen Punkt		
5 (5.3; S. 74)	**Rätsel: Gefühle** *Kinder sollen das Wort »Gefühl« erraten*	3 Minuten Stuhlkreis	?
	■ Vorlesen des Rätsels		
6 (5.4; S. 76)	**Aktion: Gefühle erkennen** *Kinder erraten Emotionen von Menschen auf Bildern*	5 Minuten Stuhlkreis	
	■ Zeigen der Vorlagen (M 03) ■ Erraten der Emotionen ■ Erarbeitung, woran Emotionen erkannt werden		
7 (13.5.1; S. 177)	**Teamexpertenpunkte** *Punktevergabe*	3 Minuten Tisch	①
	■ Jedes Kind, das sich an die Regeln gehalten hat, erhält Lob und einen Punkt		

8 (5.6; S.77)	**Arbeitsblatt: Gefühle** *Kinder schreiben 5 häufigste Gefühle auf*	5 Minuten Tisch	
	■ ABT 02 verteilen ■ Ausfüllen lassen		
9 (5.7; S.77)	**Spiel: Bedürfnisdetektivspiel** *Von drei Bedürfnissen ist eines gelogen, Kinder raten, welches*	15 Minuten Stuhlkreis	
	■ Erklären des Spieles ■ 1. Runde eigene Bedürfnisse, 2. Runde Bedürfnisse anderer (M 06) ■ Vergabe von Punkten (M 07)		
10 (13.5.1; S.177)	**Teamexpertenpunkte** *Punktevergabe*	3 Minuten Tisch	①
	■ Jedes Kind, das sich an die Regeln gehalten hat, erhält Lob und einen Punkt		
11 (5.8; S.79)	**Arbeitsblatt: Bedürfnisse** *Kinder wiederholen Bedürfnisse von sich und anderen*	5 Minuten Tisch	
	■ ABT 03 verteilen ■ Ausfüllen lassen ■ Muss oft aus Zeitgründen weggelassen werden		
12 (13.5.1; S.177)	**Teamexpertenaufgabe** *Hausaufgabe: Jemand anderem eine Freude machen*	3 Minuten Tisch	
	■ Verteilen HA 03		
13	Teamexpertenzeit Freie Spielzeit	5–10 Minuten Ganzer Raum	☺
	■ Kinder können Freizeitbeschäftigung, die alle gemeinsam machen, selber wählen		

14	**Abschlussrunde** *Weitergeben eines Händedruckes bei geschlossenen Augen*	1 Minute Kreis	👄
	▪ Sie bestimmen das Kind, das beginnen darf, den Händedruck herumzugeben		

Alternative für ältere Kinder (11 – 13):

Vorbereitung:	✓ Stifte ✓ Teamstein	**Material:**	✓ M 03–M 07 ✓ ABT 02 ✓ ABT 03

1–5	Bleibt identisch		
6 (5.5; S. 76)	**Spiel: Das Gefühl ohne Worte** *Erraten pantomimisch dargestellter Gefühle*	10 Minuten Bühne	
	▪ Einführung Gefühle (M 04) ▪ Einführung Pantomime ▪ Vergabe von Punkten (M 05)		
7–14	Bleibt identisch		

3. Sitzung: Wut

Ziele:	Emotionsregulation, Selbstwahrnehmung, Erweiterung Handlungsrepertoire		
Vorbereitung:	✓ Fingerfarben ✓ Tischdecke ✓ Lappen … ✓ Papier ✓ Stifte ✓ Zacken ausschneiden	**Material:**	✓ M 08a ✓ ABT 04 ✓ HA 06

Inhalt der Sitzung: Oft sind es negative Gefühle wie Wut und Frust, die dazu führen, dass Kinder in sozialen Situationen nicht mehr angemessen reagieren können. Wut und Vorboten für Wut zu erkennen, sie zu akzeptieren und angemessene Umgangsformen damit zu finden, ist Inhalt dieser Sitzung. Hierbei soll neben dem kognitiven Zugang zu Wut auch ein emotionaler körpernaher Zugang gefunden werden, die Kinder sollen das Gefühl von Wut erleben und angemessene Umgangsformen damit finden.

1	Rederunde: Begrüßung	2 Minuten Stuhlkreis	👄
	▪ Begrüßung		
2 (4.3; S. 63)	**Spiel: Anfangsrunde: Du bist … ich bin …** *Eigene Befindlichkeit nennen und die von anderen wiederholen*	5 Minuten Stuhlkreis	
	▪ Erklärung Spiel ▪ Runde mit Wiederholung		
3 (13.4.5; S. 176)	**Rederunde: Teamexpertenaufgabe** *Hausaufgabenbesprechung: Freude machen*	5 Minuten Stuhlkreis	👄
	▪ Erfahrungen berichten und zeigen lassen ▪ Punkte vergeben		
4 (13.5.1; S. 177)	**Teamexpertenpunkte** *Punktevergabe*	3 Minuten Stuhlkreis	①
	▪ Jedes Kind, das sich an die Regeln gehalten hat, erhält Lob und einen Punkt		
5 (6.3; S. 83)	**Aktion: Wutbilder** *Kinder malen mit Fingerfarbe Bilder, die zu Wut passen*	15 Minuten Tisch	☼
	▪ Einführung Wut ▪ Anleitung der Aktion ▪ Anschließend gemeinsames Betrachten der Bilder		

6 (13.5.1; S.177)	**Teamexpertenpunkte** *Punktevergabe*	3 Minuten Tisch	①
	▪ Jedes Kind, das sich an die Regeln gehalten hat, erhält Lob und einen Punkt		
7 (6.4; S.84)	**Spiel: Wutstern** *Kinder schreiben positive Umgangsformen mit Wut in einen Stern*	5 Minuten Stuhlkreis	
	▪ Zacken aus M 08a vorher ausschneiden, Wutstern in die Mitte legen ▪ Positive Umgangsformen mit Wut erarbeiten ▪ Stern mit Lösungen verdecken		
8 (13.5.1; S.177)	**Teamexpertenpunkte** *Punktevergabe*	3 Minuten Tisch	①
	▪ Jedes Kind, das sich an die Regeln gehalten hat, erhält Lob und einen Punkt		
9 (6.5; S.86)	**Arbeitsblatt: Gegen die Wut** *Kinder schreiben positive Umgangsformen mit Wut auf ihr AB*	5 Minuten Tisch	
	▪ Arbeitsblatt 04 ausfüllen lassen		
10 (6.12; S.94)	**Teamexpertenaufgabe** *Hausaufgabe: Sich in Wut beobachten und Lösungen finden*	3 Minuten Tisch	
	▪ Hausaufgabe einführen, HA 06 austeilen		
11	Teamexpertenzeit Freie Spielzeit	5–10 Minuten Ganzer Raum	☺
	▪ Kinder können Freizeitbeschäftigung, die alle gemeinsam machen, selber wählen		

12	Abschlussrunde Weitergeben eines Händedruckes bei geschlossenen Augen	1 Minute Kreis	👄
	▪ Sie bestimmen das Kind, das beginnen darf, den Händedruck herumzugeben		

Alternative mit Entspannungsgeschichte:

Vorbereitung:	✓ Armbänder Baumwolle/ Leder ✓ Scheren ✓ bunte Perlen	**Material:**	✓ ABT 05 ✓ ABT 06 ✓ HA 06

1–4	Bleibt identisch		
5 (6.7; S.87)	**Arbeitsblatt: Entspannung Wutperlen** *Vorlesen einer Entspannungsgeschichte*	15 Minuten Ganzer Raum	☼
	▪ Einführung Wut ▪ Anleitung Entspannung ▪ Reflexion Entspannung		
6 (13.5.1; S.177)	**Teamexpertenpunkte** *Punktevergabe*	3 Minuten Tisch	①
	▪ Jedes Kind, das sich an die Regeln gehalten hat, erhält Lob und einen Punkt		
7 (6.8; S.91)	**Aktion: Wutperlen, Armbänder** *Basteln von Armbändern mit Perlen*	10 Minuten Tisch	☼
	▪ Auswählen lassen der Perlen ▪ Anleitung des Bastelns der Armbänder ▪ ABT 05 Erinnerung Perlen ausfüllen lassen		

8 (13.5.1; S.177)	**Teamexpertenpunkte** *Punktevergabe*	3 Minuten Tisch	①
	▪ Jedes Kind, das sich an die Regeln gehalten hat, erhält Lob und einen Punkt		
9 (6.9; S. 92)	**Arbeitsblatt: Wutperlen, Bild** *Kinder malen Bild zur ausgewählten »Selbstinstruktionsperle«*	5 Minuten Tisch	
	▪ Arbeitsblatt ABT 06 bemalen lassen		
10–12	Bleibt identisch		

4. Sitzung: Reden/Kommunikation

Ziele:	Kommunikation, Handlungskompetenzen, Erweiterung Verhaltensrepertoire, Selbstsicherheit		
Vorbereitung:	✓ Redegegenstand ✓ Stifte ✓ Schere ✓ Kleber	**Material:**	✓ ABT 09 ✓ ABT 11 ✓ M 10 ✓ HA 11

Inhalt der Sitzung: Sprache und Kommunikation sind wichtige Voraussetzungen für soziale Kontakte. Die Kinder sollen durch diese Sitzung lernen, selbstsicher und überzeugend mit anderen Kindern zu kommunizieren. Dafür lernen sie verschiedene Aspekte von Sprache kennen und erproben die Kommunikation in Rollenspielen.

1	Rederunde: Begrüßung	2 Minuten Stuhlkreis	
	▪ Begrüßung		
2 (4.3; S. 63)	**Spiel: Anfangsrunde: Du bist … ich bin …** *Eigene Befindlichkeit nennen und die von anderen wiederholen*	5 Minuten Stuhlkreis	
	▪ Erklärung Spiel ▪ Runde mit Wiederholung		

3 (13.4.5; S.176)	**Rederunde: Teamexpertenaufgabe** *Hausaufgabenbesprechung: Wut beobachten, Lösungen finden*	5 Minuten Stuhlkreis	
	▪ Erfahrungen berichten lassen ▪ Punkte vergeben		
4 (13.5.1; S.177)	**Teamexpertenpunkte** *Punktevergabe*	3 Minuten Stuhlkreis	
	▪ Jedes Kind, das sich an die Regeln gehalten hat, erhält Lob und einen Punkt		
5 (8.3; S.110)	**Spiel: Marktplatzspiel** *Kinder laufen herum und begrüßen sich auf verschiedene Weise*	5 Minuten Ganzer Raum	
	▪ Erklärung des Spiels ▪ Ansage der Begrüßungsformen		
6 (13.5.1; S.177)	**Teamexpertenpunkte** *Punktevergabe*	3 Minuten Stuhlkreis	
	▪ Jedes Kind, das sich an die Regeln gehalten hat, erhält Lob und einen Punkt		
7 (8.4; S.111)	**Aktion: Redemeister** *Einführung von Kommunikationsregeln*	5 Minuten Stuhlkreis	
	▪ Erarbeitung von 3 Merkmalen eines »Redemeisters« ▪ Ausprobieren der Merkmale		
8 (8.5; S.112)	**Arbeitsblatt: Redemeister** *Aufschreiben von Kommunikationsregeln*	5 Minuten Tisch	
	▪ ABT 09 austeilen ▪ Pfeile ausschneiden lassen und die richtigen 3 Pfeile aufkleben		

9 (13.5.1; S.177)	**Teamexpertenpunkte** *Punktevergabe*	3 Minuten Tisch	①
	▪ Jedes Kind, das sich an die Regeln gehalten hat, erhält Lob und einen Punkt		
10 (8.8; S.114)	**Rollenspiel: Meisterprüfung** *Rollenspiel zu kompetenter Kommunikation*	15 Minuten Stuhlkreis	
	▪ Einführung des Rollenspiels ▪ Interview des Rollenspielkindes ▪ Punktevergabe M 10 ▪ Verteilen der Urkunden für den Redemeister ABT 11		
11 (8.11; S.117)	**Teamexpertenaufgabe** *Hausaufgabe: Kommunikationsregeln ausprobieren*	3 Minuten Stuhlkreis	
	▪ Hausaufgabe erklären, HA 11 austeilen		
12	Teamexpertenzeit Freie Spielzeit	5–10 Minuten Ganzer Raum	☺
	▪ Kinder können Freizeitbeschäftigung, die alle gemeinsam machen, selber wählen		
13	Abschlussrunde Weitergeben eines Händedruckes bei geschlossenen Augen	1 Minute Kreis	
	▪ Sie bestimmen das Kind, das beginnen darf, den Händedruck herumzugeben		

Alternative für ältere Kinder (11 – 13):

Vorbereitung:	✓ Redegegenstand ✓ DIN-A3-Pappen ✓ Stifte	**Material:**	✓ M 09a, b ✓ ABT 10 ✓ M 11 ✓ HA 11

1–6	Bleibt identisch		
7 (8.6; S. 113)	**Aktion: Guter und schlechter Redner** *Einführung von Kommunikationsregeln*	10 Minuten Tisch	
	■ Erarbeitung von 5 Merkmalen eines guten Redners ■ Mithilfe von M 09a und M 09b werden die Merkmale als Collage dargestellt		
8 (8.7; S. 114)	**Arbeitsblatt: Guter Redner** *Aufschreiben von Kommunikationsregeln*	5 Minuten Tisch	
	■ Auf dem ABT 10 werden die 5 Merkmale des guten Redners noch einmal gesammelt		
9 (13.5.1; S. 177)	**Teamexpertenpunkte** *Punktevergabe*	3 Minuten Tisch	
	■ Jedes Kind, das sich an die Regeln gehalten hat, erhält Lob und einen Punkt		
10 (8.9; S. 115)	**Rollenspiel: Richterspiel** *Rollenspiel zu kompetenter Kommunikation*	15 Minuten Stuhlkreis	
	■ Einführung des Rollenspiels ■ Interview des Rollenspielkindes ■ Punktevergabe M 11		
11–13	Bleibt identisch		

5. Sitzung: Freundschaft

Ziele:	Handlungskompetenzen, Erweiterung Verhaltensrepertoire, Kommunikation, Selbstsicherheit		
Vorbereitung:	✓ Redegegenstand ✓ Stifte	**Material:**	✓ ABT 12 ✓ M 12 ✓ M 13 ✓ HA 12

Inhalt der Sitzung: Dass die Kinder keine Freunde haben und in soziale Isolation geraten, liegt oft schon daran, dass sie nicht in der Lage sind, angemessen auf andere Kinder zuzugehen. In der Sitzung lernen sie, gute und schlechte Arten der Kontaktaufnahme zu unterscheiden, und erwerben durch Rollenspiele die Fähigkeiten, angemessen auf andere Kinder zuzugehen. Darüber hinaus entwickeln sie Ideen für gemeinsame Aktivitäten, die sie mit Freunden unternehmen können.

1	Rederunde: Begrüßung	2 Minuten Stuhlkreis	
	■ Begrüßung		
2 (4.3; S. 63)	**Spiel: Anfangsrunde: Du bist … ich bin …** *Eigene Befindlichkeit nennen und die von anderen wiederholen*	5 Minuten Stuhlkreis	
	■ Erklärung Spiel ■ Runde mit Wiederholung		
3 (13.4.5; S. 176)	**Rederunde: Teamexpertenaufgabe** *Hausaufgabenbesprechung: Kommunikationsregeln anwenden*	5 Minuten Stuhlkreis	
	■ Erfahrungen berichten lassen ■ Punkte vergeben		
4 (13.5.1; S. 177)	**Teamexpertenpunkte** *Punktevergabe*	3 Minuten Stuhlkreis	①
	■ Jedes Kind, das sich an die Regeln gehalten hat, erhält Lob und einen Punkt		
5 (9.3; S. 121)	**Rederunde: Guter Freund** *Kinder sammeln Eigenschaften eines guten Freundes*	5 Minuten Stuhlkreis	
	■ Einführung Freundschaft ■ Sammlung der Eigenschaften auf Plakat (M 12)		

6 (9.4; S.122)	**Rollenspiel: Freundschaftstheater** *Kinder spielen/bewerten Möglichkeiten der Kontaktaufnahme*	15 Minuten »Bühne«	
	▪ Einführung Rollenspiel (M 13-Szenen) ▪ Reflexion Rollenspiel		
7 (13.5.1; S.177)	**Teamexpertenpunkte** *Punktevergabe*	3 Minuten Tisch	①
	▪ Jedes Kind, das sich an die Regeln gehalten hat, erhält Lob und einen Punkt		
8 (9.5; S.123)	**Arbeitsblatt: Freunde finden** *Kinder unterstreichen Tipps zum Freunde finden*	5 Minuten Tisch	
	▪ Einführung des Arbeitsblattes ABT 12		
9 (13.5.1; S.177)	**Teamexpertenpunkte** *Punktevergabe*	3 Minuten Tisch	①
	▪ Jedes Kind, das sich an die Regeln gehalten hat, erhält Lob und einen Punkt		
10 (9.9; S.126)	**Teamexpertenaufgabe** *Hausaufgabe: Eine Unternehmung planen*	3 Minuten Tisch	
	▪ Einführung der Hausaufgabe, HA 12		
11	Teamexpertenzeit Freie Spielzeit	5–10 Minuten Ganzer Raum	☺
	▪ Kinder können Freizeitbeschäftigung, die alle gemeinsam machen, selber wählen		

12	Abschlussrunde Weitergeben eines Händedruckes bei geschlossenen Augen	1 Minute Kreis	
	▪ Sie bestimmen das Kind, das beginnen darf, den Händedruck herumzugeben		

Alternative für ältere Kinder (11 – 13):

Vorbereitung:	✓ Redegegenstand ✓ Stifte ✓ Verkleidung (Kind)	**Material:**	✓ M 12 ✓ ABT 14 ✓ HA 13

1–5	Bleibt identisch		
6 (9.6; S. 123)	**Rollenspiel: Sag's mir** *Kinder beraten Sie als Außenseiter*	15 Minuten »Bühne«	
	▪ Einführung Rollenspiel ▪ Sie nehmen die Rolle des Außenseiters ein, die Kinder beraten Sie		
7 (13.5.1; S. 177)	**Teamexpertenpunkte** *Punktevergabe*	3 Minuten Tisch	①
	▪ Jedes Kind, das sich an die Regeln gehalten hat, erhält Lob und einen Punkt		
8 (9.8; S. 125)	**Arbeitsblatt: Neue Ideen** *Kinder generieren neue Beschäftigungsmöglichkeiten*	5 Minuten Tisch	
	▪ Einführung des Arbeitsblattes ABT 14		
9 (13.5.1; S. 177)	**Teamexpertenpunkte** *Punktevergabe*	3 Minuten Tisch	①
	▪ Jedes Kind, das sich an die Regeln gehalten hat, erhält Lob und einen Punkt		

10 (9.10; S.126)	**Teamexpertenaufgabe** *Hausaufgabe: Neue Aktivität umsetzen*	3 Minuten Tisch	
	▪ Einführung der Hausaufgabe, HA 13 austeilen		
11–12	Bleibt identisch		

6. Sitzung: Streitauslöser

Ziele:	Problemlösefertigkeiten, Handlungskompetenzen		
Vorbereitung:	✓ Redegegenstand ✓ Kleine Zettel ✓ Stifte ✓ Papier	**Material:**	✓ ABT 15 ✓ M 14 ✓ HA 17

Inhalt der Sitzung: Viele Konflikte entstehen durch falsche Einschätzung von Situationen oder Missverständnisse. Um Konflikte zu vermeiden, ist es daher entscheidend, die Auslöser von Streit zu erkennen und Situationen angemessen zu bewerten. Die Kinder sollen ihr eigenes Konfliktverhalten reflektieren, um alternative Verhaltensweisen zu erwerben.

1	Rederunde: Begrüßung	2 Minuten Stuhlkreis	
	▪ Begrüßung		
2 (4.3; S.63)	**Spiel: Anfangsrunde: Du bist … ich bin …** *Eigene Befindlichkeit nennen und die von anderen wiederholen*	5 Minuten Stuhlkreis	
	▪ Erklärung Spiel ▪ Runde mit Wiederholung		
3 (13.4.5; S.176)	**Rederunde: Teamexpertenaufgabe** *Hausaufgabenbesprechung: Eine Unternehmung planen*	5 Minuten Stuhlkreis	
	▪ Erfahrungen austauschen ▪ Punkte vergeben		

4 (13.5.1; S.177)	**Teamexpertenpunkte** *Punktevergabe*	3 Minuten Stuhlkreis	①
	■ Jedes Kind, das sich an die Regeln gehalten hat, erhält Lob und einen Punkt		
5 (10.3; S.130)	**Aktion: Was ist Streit?** *Assoziationen zu Streit werden auf kleinen Zetteln gesammelt*	5–10 Minuten Stuhlkreis	
	■ Erklärung der Aktion ■ Austeilen der Zettel ■ Sortieren der Zettel ABT 15		
6 (10.4; S.131)	**Rederunde: Streitauslöser** *Im Gespräch werden Ursachen für Streit erarbeitet*	5 Minuten Stuhlkreis	
	■ Einführung und Erarbeitung Streitauslöser ■ Für jüngere Kinder können Ursachenkarten genutzt werden M 14		
7 (13.5.1; S.177)	**Teamexpertenpunkte** *Punktevergabe*	3 Minuten Stuhlkreis	①
	■ Jedes Kind, das sich an die Regeln gehalten hat, erhält Lob und einen Punkt		
8 (10.7; S.135)	**Aktion: Mein »Lieblingsstreit«** *Kinder gestalten einen Comic zu typischen Streitauslösern*	10 Minuten Tisch	
	■ Einführung Begleitung ■ Alternativ kann auch eine Geschichte oder ein Bild entstehen		
9 (13.5.1; S.177)	**Teamexpertenpunkte** *Punktevergabe*	3 Minuten Tisch	①
	■ Jedes Kind, das sich an die Regeln gehalten hat, erhält Lob und einen Punkt		

10 (10.11; S.137)	**Teamexpertenaufgabe** *Hausaufgabe: Umfrage Streitauslöser*	3 Minuten Tisch	
	▪ Erklärung der Hausaufgabe, HA 17 austeilen		
11	Teamexpertenzeit Freie Spielzeit	5–10 Minuten Ganzer Raum	☺
	▪ Kinder können Freizeitbeschäftigung, die alle gemeinsam machen, selber wählen		
12	Abschlussrunde Weitergeben eines Händedruckes bei geschlossenen Augen	1 Minute Kreis	
	▪ Sie bestimmen das Kind, das beginnen darf, den Händedruck herumzugeben		

Alternative für ältere Kinder (11 – 13):

Vorbereitung:	✓ Redegegenstand ✓ Kleine Zettel ✓ Stifte ✓ Papier	**Material:**	✓ ABT 15 ✓ ABT 16 ✓ M 14 ✓ M 15 ✓ HA 17

1–5	Bleibt identisch		
6 (10.5; S.133)	**Spiel: Streitforscher** *Verschiedene Ursachen werden vorgespielt und erraten*	10 Minuten Stuhlkreis	
	▪ Vorstellung und Verteilung der Ursachen M 14 ▪ Spielen und Erraten der Ursachen ▪ Punktevergabe M 15		
7 (13.5.1; S.177)	**Teamexpertenpunkte** *Punktevergabe*	3 Minuten Tisch	①
	▪ Jedes Kind, das sich an die Regeln gehalten hat, erhält Lob und einen Punkt		

8 (10.6; S.134)	**Arbeitsblatt: Hitliste der Streitauslöser** *Kinder erarbeiten ihre 3 häufigsten Streitauslöser*	5 Minuten Tisch	✎
	▪ Einführung des Arbeitsblattes ABT 16		
9–12	Bleibt identisch		

7. Sitzung: Lösungen Streit

Ziele:	Erweiterung des Handlungsrepertoires, Förderung von Handlungskompetenzen		
Vorbereitung:	✓ Redegegenstand ✓ Zauberwörter ausschneiden ✓ Stifte ✓ Schere ✓ Klebe	**Material:**	✓ ABT 18 ✓ M 16a ✓ HA 20

Inhalt der Sitzung: Das eigene Verhalten in Konfliktsituationen beeinflusst das soziale Miteinander enorm. Sowohl zu unsicheres als auch zu aggressives Verhalten kann kontraproduktiv sein. In der folgenden Sitzung erarbeiten die Kinder Strategien für den Umgang mit Konfliktsituationen. Sie erlernen die Fähigkeiten, besonnen und selbstsicher zu reagieren.

1	Rederunde: Begrüßung	2 Minuten Stuhlkreis	👄
	▪ Begrüßung		
2 (4.3; S.63)	**Spiel: Anfangsrunde: Du bist … ich bin …** *Eigene Befindlichkeit nennen und die von anderen wiederholen*	5 Minuten Stuhlkreis	🏅
	▪ Erklärung Spiel ▪ Runde mit Wiederholung		

3 (13.4.5; S.176)	**Rederunde: Teamexpertenaufgabe** *Hausaufgabenbesprechung: Umfrage Streitauslöser*	5 Minuten Stuhlkreis	
	■ Bericht über Erfahrungen ■ Vergabe von Punkten		
4 (13.5.1; S.177)	**Teamexpertenpunkte** *Punktevergabe*	3 Minuten Tisch	①
	■ Jedes Kind, das sich an die Regeln gehalten hat, erhält Lob und einen Punkt		
5 (11.5; S.143)	**Aktion: Zauberwörter Still und Stark** *Kinder identifizieren angemessene Eigenschaften*	5 Minuten Tisch	
	■ Einführung Still und Stark ■ Zuordnung der ausgeschnittenen Eigenschaften M 16a		
6 (13.5.1; S.177)	**Teamexpertenpunkte** *Punktevergabe*	3 Minuten Tisch	①
	■ Jedes Kind, das sich an die Regeln gehalten hat, erhält Lob und einen Punkt		
7 (11.6; S.145)	**Arbeitsblatt: Zauberwörter Still und Stark** *Kinder ordnen angemessene Eigenschaften zu*	5 Minuten Tisch	
	■ Verteilen des ABT 18 ■ Ausschneiden und Aufkleben der Eigenschaften		
8 (13.5.1; S.177)	**Teamexpertenpunkte** *Punktevergabe*	3 Minuten Tisch	①
	■ Jedes Kind, das sich an die Regeln gehalten hat, erhält Lob und einen Punkt		

9 (11.9; S.149)	**Rollenspiel: Krafttraining** *Kinder wenden Strategien bei Provokationen an*	10 Minuten Stuhlkreis	
	▪ Einführung in das Rollenspiel ▪ TherapeutInnen agieren als »Provokateur«		
10 (11.13; S.153)	**Teamexpertenaufgabe** *Hausaufgabe: Bild Still und Stark im Streit*	3 Minuten Stuhlkreis	
	▪ Erklärung der Aufgabe, Austeilen HA 20		
11	Teamexpertenzeit Freie Spielzeit	5–10 Minuten Ganzer Raum	☺
	▪ Kinder können Freizeitbeschäftigung, die alle gemeinsam machen, selber wählen		
12	Abschlussrunde Weitergeben eines Händedruckes bei geschlossenen Augen	1 Minute Kreis	
	▪ Sie bestimmen das Kind, das beginnen darf, den Händedruck herumzugeben.		

Alternative für ältere Kinder (11 – 13):

Vorbereitung:	✓ Redegegenstand ✓ Mikro ✓ Stifte	**Material:**	✓ ABT 19 ✓ M 16a ✓ HA 20

1–4	Bleibt identisch		
5 (11.7; S.146)	**Aktion: Werbespot Still und Stark** *Kinder denken sich zu den Eigenschaften einen Werbespot aus*	15 Minuten Raum	☼
	▪ Einführung Still und Stark M 16a ▪ Einteilung der 2 Werbespot-Teams ▪ Aufführung der 2 Werbespots		

6 (13.5.1; S.177)	**Teamexpertenpunkte** *Punktevergabe*	3 Minuten Tisch	①
	▪ Jedes Kind, das sich an die Regeln gehalten hat, erhält Lob und einen Punkt		
7 (11.8; S.148)	**Arbeitsblatt: Werbespot Still und Stark** *Kinder schreiben Begründungen für Still und Stark auf*	5 Minuten Tisch	
	▪ Verteilen des ABT 19		
8–12	Bleibt identisch		

8. Sitzung: Mut

Ziele:	Selbstwirksamkeitserwartung, Selbstwert, Selbstinstruktion, Emotionsregulation, Motivation		
Vorbereitung:	✓ Redegegenstand ✓ Tisch ✓ 2 TherapeutInnen, die sicher in der Durchführung sind! ✓ Stifte	**Material:**	✓ ABT 08 ✓ HA 08

Inhalt der Sitzung: Eigene ängstliche Emotionen können Kinder daran hindern, sozial kompetentes Verhalten zu zeigen. Ziel der Sitzung ist es, den Kindern zu zeigen, dass sie Ängste überwinden können, indem sie sich der Angst stellen (Konfrontation) und diese durch ihre eigenen Gedanken (Selbstinstruktionen) beeinflussen können.

1	Rederunde: Begrüßung	2 Minuten Stuhlkreis	
	▪ Begrüßung		
2 (4.3; S. 63)	**Spiel: Anfangsrunde: Du bist … ich bin …** *Eigene Befindlichkeit nennen und die von anderen wiederholen*	5 Minuten Stuhlkreis	
	▪ Erklärung Spiel ▪ Runde mit Wiederholung		
3 (13.4.5; S. 176)	**Rederunde: Teamexpertenaufgabe** *Hausaufgabenbesprechung: Bild Still und Stark im Streit*	5 Minuten Stuhlkreis	
	▪ Zeigen lassen der Bilder ▪ Vergabe von Punkten		
4 (7.3; S. 97)	**Rederunde: Mut/Angst** *Sammlung von Momenten der Angst und des Muts*	5 Minuten Stuhlkreis	
	▪ Einführung in das Thema		
5 (13.5.1; S. 177)	**Teamexpertenpunkte** *Punktevergabe*	3 Minuten Stuhlkreis	①
	▪ Jedes Kind, das sich an die Regeln gehalten hat, erhält Lob und einen Punkt		
6 (7.6; S. 99)	**Aktion: Baumstammspiel** *Angstkonfrontation durch »Aufgabe: Vom Tisch kippen«*	15 Minuten Tisch	☼
	▪ Ausführliche Einleitung und Durchführung 1. Runde ▪ Reflexion und Erarbeitung Selbstinstruktionen ▪ 2. Runde mit Selbstinstruktion		

7 (13.5.1; S.177)	**Teamexpertenpunkte** *Punktevergabe*	3 Minuten Tisch	①
	■ Jedes Kind, das sich an die Regeln gehalten hat, erhält Lob und einen Punkt		
8 (7.8; S.105)	**Arbeitsblatt: Angstkiller-Gedanken** *Kinder schreiben Selbstinstruktionen auf*	5 Minuten Tisch	
	■ Verteilen und ausfüllen lassen von ABT 08		
9 (13.5.1; S.177)	**Teamexpertenpunkte** *Punktevergabe*	3 Minuten Tisch	①
	■ Jedes Kind, das sich an die Regeln gehalten hat, erhält Lob und einen Punkt		
10 (7.10; S.106)	**Teamexpertenaufgabe** *Hausaufgabe: Angst überwinden*	3 Minuten Tisch	
	■ Verteilen von HA 08		
11	Teamexpertenzeit Freie Spielzeit	5–10 Minuten Ganzer Raum	☺
	■ Kinder können Freizeitbeschäftigung, die alle gemeinsam machen, selber wählen		
12	Abschlussrunde Weitergeben eines Händedruckes bei geschlossenen Augen	1 Minute Kreis	
	■ Sie bestimmen das Kind, das beginnen darf, den Händedruck herumzugeben		

Alternative, wenn nicht 2 Therapeuten oder Therapeutinnen zur Verfügung stehen oder die Durchführung des Baumstammspieles aus anderen Gründen unpassend oder zu riskant erscheint:

1–5	Bleibt identisch		
6 (7.7; S. 103)	**Aktion: Brettspiel** *Angstkonfrontation durch »Aufgabe: Nach hinten kippen«*	15 Minuten Raum	☼
	■ Einleitung und Durchführung 1. Runde ■ Reflexion und Erarbeitung Selbstinstruktionen ■ 2. Runde mit Selbstinstruktion		
7–12	Bleibt identisch		

9. Sitzung: Stärken und Schwächen

Ziele:	Selbstwertsteigerung, Selbstwirksamkeitserwartung, Emotionsregulation		
Vorbereitung:	✓ Redegegenstand ✓ Schere ✓ Stifte ✓ Kleber	**Material:**	✓ ABT 21 ✓ ABT 23 ✓ ABT 24 ✓ HA 23

Inhalt der Sitzung: Viele Kinder geraten in Außenseiterrollen, weil sie ihrer eigenen Wertigkeit, Gaben und Fähigkeiten nicht bewusst sind oder sich für ihre Schwächen schämen. Sie fühlen sich minderwertig und verhalten sich dementsprechend. Diese Sitzung soll die Kinder anregen, eigene Stärken kennenzulernen und Schwächen zu akzeptieren.

1	Rederunde: Begrüßung	2 Minuten Stuhlkreis	
	■ Begrüßung		
2 (4.3; S. 63)	**Spiel: Anfangsrunde: Du bist ... ich bin ...** *Eigene Befindlichkeit nennen und die von anderen wiederholen*	5 Minuten Stuhlkreis	
	■ Erklärung Spiel ■ Runde mit Wiederholung		
3 (13.4.5; S. 176)	**Rederunde: Teamexpertenaufgabe** *Hausaufgabenbesprechung: Angst überwinden*	5 Minuten Stuhlkreis	
	■ Erfahrungen berichten lassen ■ Vergabe von Punkten		
4 (13.5.1; S. 177)	**Teamexpertenpunkte** *Punktevergabe*	3 Minuten Tisch	
	■ Jedes Kind, das sich an die Regeln gehalten hat, erhält Lob und einen Punkt		
5 (12.3; S. 157)	**Aktion: Plus- und Minus-Hände** *Schreiben von Stärken und Schwächen auf Papierhände*	10 Minuten Tisch	
	■ Ausschneiden der Hände ■ Beschriften der Hände mit Stärken und Schwächen ■ Aufkleben der Hände auf ABT 21		
6 (13.5.1; S. 177)	**Teamexpertenpunkte** *Punktevergabe*	3 Minuten Tisch	
	■ Jedes Kind, das sich an die Regeln gehalten hat, erhält Lob und einen Punkt		
7 (12.6; S. 160)	**Rollenspiel: »Ich-bin ...«-Werbetheater** *Kinder machen »Werbung« für sich selber*	10 Minuten »Bühne«	
	■ Beschreiben der »Ich-bin«-Kärtchen ABT 23 ■ Durchführung des Werbetheaters		

8 (13.5.1; S.177)	**Teamexpertenpunkte** *Punktevergabe*	3 Minuten Tisch	①
	■ Jedes Kind, das sich an die Regeln gehalten hat, erhält Lob und einen Punkt		
9 (12.7; S.162)	**Arbeitsblatt: Ich bin ich …** *Kinder malen oder schreiben ihre Stärken auf*	5 Minuten Tisch	
	■ Erklärung der Aufgabe ■ Verteilung von Arbeitsblatt (ABT 24) und bunten Stiften ➡ Kann bei Zeitmangel auch als Hausaufgabe gegeben werden		
10 (12.11; S.165)	**Teamexpertenaufgabe** *Hausaufgabe: Stärken-ABC für eine andere Person*	3 Minuten Tisch	
	■ Erklärung der Aufgabe HA 23		

Alternative für ältere Kinder (11 – 13):

Vorbereitung:	✓ Redegegenstand	**Material:**	✓ ABT 21a ✓ ABT 23 ✓ ABT 24 ✓ HA 23

1–4	Bleibt identisch		
5 (12.4; S.158)	**Aktion: Stärken und Schwächen-ABC** *Schreiben von Stärken und Schwächen zu allen Buchstaben*	10 Minuten Tisch	☼
	■ Erklärung der Aufgabe		
6–12	Bleibt identisch		

10. Sitzung: Selbstwert

Ziele:	Selbstwert und Selbstsicherheitsförderung, Positives Feedback durch die Gruppe, Abschied		
Vorbereitung:	✓ Redegegenstand ✓ Musik ✓ Glitzerstifte	**Material:**	✓ ABT 22 ✓ ABT 27 ✓ HA 21

Inhalt der Sitzung: Kinder, die selbstbewusst, sicher und aufgeschlossen auf andere zugehen, geraten seltener in soziale Konflikte oder Außenseiterpositionen. In der letzten Sitzung sollen sie durch andere Kinder ermutigt und in ihrem Selbstwert gestärkt werden.

1	Rederunde: Begrüßung	2 Minuten Stuhlkreis	
	■ Begrüßung		
2 (4.3; S.63)	**Spiel: Anfangsrunde: Du bist ... ich bin ...** *Eigene Befindlichkeit nennen und die von anderen wiederholen*	5 Minuten Stuhlkreis	
	■ Erklärung Spiel ■ Runde mit Wiederholung		
3 (13.4.5; S.176)	**Rederunde: Teamexpertenaufgabe** *Hausaufgabenbesprechung: Stärken-ABC*	5 Minuten Stuhlkreis	
	■ Hausaufgabe zeigen lassen ■ Vergabe von Punkten		
4 (13.5.1; S.177)	**Teamexpertenpunkte** *Punktevergabe*	3 Minuten Stuhlkreis	①
	■ Jedes Kind, das sich an die Regeln gehalten hat, erhält Lob und einen Punkt		

5 (12.8; S.162)	**Spiel: Lob und Dank** *Stopptanz mit gegenseitigem Lob*	10 Minuten Ganzer Raum	
	▪ Erklärung des Spiels ▪ Stoppen der Musik		
6 (13.5.1; S.177)	**Teamexpertenpunkte** *Punktevergabe*	3 Minuten Tisch	①
	▪ Jedes Kind, das sich an die Regeln gehalten hat, erhält Lob und einen Punkt		
7 (12.5; S.159)	**Aktion: Orden** *Kinder basteln sich gegenseitig Orden*	10 Minuten Tisch	☼
	▪ Kinder überlegen sich Lob ▪ Sie schreiben dies auf die Orden ABT 22		
8 (13.5.1; S.177)	**Teamexpertenpunkte** *Punktevergabe*	3 Minuten Tisch	①
	▪ Jedes Kind, das sich an die Regeln gehalten hat, erhält Lob und einen Punkt		
9 (12.9; S.164)	**Ggf. Teamexpertenaufgabe** *Hausaufgabe: Lob der Familie*	3 Minuten Tisch	
	▪ Erklärung der Aufgabe, sie sollen Familienmitglieder loben, HA 21 austeilen		
10	Teamexperten-Siegerehrung Verteilung von Teamexpertenurkunden und Orden	5–10 Minuten Raum	☺
	▪ Sie zählen die Punkte zusammen und füllen die Urkunden aus (ABT 27) ▪ Sie verleihen unter Applaus die Urkunden		
11	Abschlussrunde Weitergeben eines Händedruckes bei geschlossenen Augen	1 Minute Kreis	
	▪ Sie bestimmen das Kind, das beginnen darf, den Händedruck herumzugeben ▪ Sie verabschieden die Kinder als Teamexperten		

Sie finden im Download-Material* folgende Arbeitsblätter

1. Materialien

1.1 Arbeitsblätter allgemein:	AB 01 – AB 24
1.2 Arbeitsblätter Training TEAM:	ABT 01 – ABT 27a
1.3 Hausaufgaben:	HA 01 – HA 24
1.4 Material:	M 01 – M 17

2. Sitzungsbeschreibung

Training TEAM: Sitzungen 1 – 10

3. Moderationskarten

Training TEAM: Sitzungen 1 – 10

* Das Download-Material haben wir auf www.klett-cotta.de bereitgestellt. Geben Sie im Suchfeld auf unserer Homepage den folgenden Such-Code ein: OM89092

Die Zeichnungen auf den Arbeitsblättern wurden von Sandra Voigt angefertigt. Der Verlag dankt Frau Voigt für die Abdruckerlaubnis.

Danke!

Viele kleine Lehrmeister gaben mir Anregungen, Ideen und neue kreative Anstöße. Ich danke daher allen Kindern, die über die Jahre an meinen Gruppen teilgenommen haben! Ihre Begeisterungsfähigkeit und Kreativität ist es, die mir Freude an der Arbeit schenken und mich motivieren. Dank auch ihren Eltern, die viele wichtige Rückmeldungen zu den Therapien gaben!

Dass die Übungen zu dem geworden sind, was sie sind, verdanke ich einem engagierten Team, das über Jahre hinweg Gruppen angeboten und Methoden weiterentwickelt hat: Anni Beniczki, Carola Horn, Kerstin Smetz, Larissa Ellenrieder und viele Praktikantinnen und Praktikanten! Ein herzliches Dankeschön an Tanja Feichter für die gemeinsame Initiierung des Trainingsprogramms TEAM, an Sara Kress für die Gestaltung der Materialien und Hausaufgaben und an Sandra Voigt für die Grafiken!

Für alle Begleitung und Hilfe danke ich meiner Familie und meinen Freunden.

Besonderer Dank gilt Chefarzt Herrn Dr. H. Mayer, der es ermöglicht hat, im Rahmen der Klinik Hochried alle Therapien durchzuführen, Frau Dr. D. Zakis als Leitung der Kinder- und Jugendpsychiatrie Hochried für die Unterstützung in allen Bereichen, Herrn und Frau Prof. Dr. Petermann für die wissenschaftliche Betreuung der Evaluation des Trainingsprogramms TEAM.

Vielen Dank Herrn Dr. B. Hippler und Frau G. Görlitz für Supervision und die Ermutigung zu diesem Buch und Frau Dr. C. Treml für hilfreiche, weise Betreuung.

Denn: Zwei sind besser dran als ein Einzelner ... wenn sie fallen, so richtet der eine seinen Gefährten auf. (Die Bibel, Prediger 4,9 – 10)

Marion Schmitman gen. Pothmann, März 2010

Literatur

Ames, R., Ames, V. & Garrison, W. (1977). Children's causal ascriptions for positive and negative interpersonal outcomes. *Psychological Reports*, 41, 595 – 602.

Barkley, R. A. (1997). Behavioral inhibition, sustained attention and executive functions: constructing a unifying theory of ADHD. *Psychological Bulletin*, 121, 65 – 94.

Beelmann, A., Pfingsten, U. & Lösel, F. (1994). Effects of training social competence in children: A meta-analysis of recent evaluation studies. *Journal of Clinical Child Psychology*, 23, 260 – 271.

Caldarella, P. & Merell, K. W. (1997). Common dimensions of social skills of children and adolescents: A taxonomy of positive behaviours. *School Psychology Review*, 26, 244 – 264.

Crick, N. R. & Dodge, K. A. (1989). Children's perceptions of peer entry and conflict situations: Social strategies, goals and outcome expectations. In B. Schneider, J. Nadel, G. Attili & R. Weissberg (Eds.), *Social competence in developmental perspective* (pp. 396 – 399). Dordrecht: Kluwer.

Crick, N. R. & Dodge, K. A. (1992). Social-information-processing mechanisms in reactive and proactive aggression. Manuscript submitted for publication.

Crick, N. R. & Dodge, K. A. (1994). A review and reformulation of social information-processing mechanisms in childrens social adjustment. *Psychological Bulletin*, 115, 74 – 101.

Dodge, K. A. & Tomlin, A. M. (1987). Utilization of self-schemas as a mechanism of interpretational bias in aggressive children. *Social Cognition*, 5, 280 – 300.

Dodge, K. A. (1993). Social-cognitive mechanisms in the development of conduct disorder and depression. *Annual Review of Psychology*, 44, 559 – 584.

Döpfner, M. & Wolff Metternich, T. (2006). Hyperkinetische Störungen und oppositionelle Verhaltensstörungen. In F. Mattejat (Hrsg.), *Lehrbuch der Psychotherapie, Verhaltenstherapie mit Kindern, Jugendlichen und ihren Familien* (S. 493 – 501). München: CIP-Medien.

Döpfner, M. (2002). Hyperkinetische Störungen. In F. Petermann (Hrsg.), *Lehrbuch der Klinischen Kinderpsychologie und -psychotherapie* (S. 151 – 186, 5. korr. Aufl.). Göttingen: Hogrefe.

Döpfner, M. (2006). Hyperkinetische Störungen. In H. C. Steinhausen (Hrsg.), *Psychische Störungen bei Kindern und Jugendlichen. Lehrbuch der Kinder-*

und Jugendpsychiatrie und -psychotherapie (S. 122 – 135, 6. neu bearb. u. erw. Aufl.). München: Elsevier Urban & Fischer.

Esser, G. (2005). Verhaltenstherapie mit Kindern und Jugendlichen. In W. Hiller, E. Leibig, F. Leichsenring & S. Sulz (Hrsg.), *Lehrbuch der Psychotherapie für die Ausbildung zum/zur Psychologischen PsychotherapeutIn und für die ärztliche Weiterbildung. Band 1 Wissenschaftliche Grundlagen der Psychotherapie* (S. 163 – 176). München: CIP-Medien.

Ghanizadeh, A., Mohammadi, M.R. & Moini, R. (2008). Comorbidity of psychiatric disorders and parental psychiatric disorder of ADHD children. *Journal of Attention Disorder* [Epub ahead of print].

Gouze, K.R. (1987). Attention and social problem solving as correlates of aggression in preschool males. *Journal of Abnormal Child Psychology*, 15, 181 – 197.

Greene, C.M., Braet, W., Johnson, K.A. & Bellgrove, M.A. (2007). Imaging the genetics of executive functions. *Biological Psychology*.

Greene, R.W., Biederman, J., Faraone, S.V., Wilens, T.E., Mick, E. & Blier, H.K. (1999). Further validation of social impairment as a predictor of substance use disorders: Findings from a sample of siblings of boys with and without ADHD. *Journal of Clinical Child Psychology*, 28, 349 – 354.

Hungerige, H. & Borg-Laufs, M. (2006). Operante Methoden. In F. Mattejat (Hrsg.), *Lehrbuch der Psychotherapie, Verhaltenstherapie mit Kindern, Jugendlichen und ihren Familien* (S. 249 – 271). München: CIP-Medien.

Jacobs, C. & Petermann, F. (2007). *Training für Kinder mit Aufmerksamkeitsstörungen. Das neuropsychologische Gruppenprogramm ATTENTIONER* (2. überarb. Aufl.). Göttingen: Hogrefe.

Kanning, U.P. (2002). Soziale Kompetenz – Definition, Strukturen und Prozesse. *Zeitschrift für Psychologie*, 210, 154 – 163.

Kanning, U.P. (2003). *Diagnostik sozialer Kompetenzen*. Göttingen: Hogrefe.

Lauth, G.W., Brack, U.B. & Linderkamp, F. (Hrsg.) (2001). *Verhaltenstherapie mit Kindern und Jugendlichen*. Weinheim: Beltz.

MTA Cooperative Group (1999). 14-Month randomized clinical trial of treatment strategies for attention deficit hyperactivity disorder. *Archives of General Psychiatry*, 56, 1073 – 1086.

Niebank, K. & Petermann, F. (2002). Grundlagen und Ergebnisse der Entwicklungspsychopathologie. In F. Petermann (Hrsg.), *Lehrbuch der Klinischen Kinderpsychologie und -psychotherapie* (5. korr. Aufl.). Göttingen: Hogrefe.

Normand, S., Schneider, B.H. & Robaey, P. (2007). Attention-deficit/hyperactivity disorder and the challenges of close friendship. *Journal of the Canadian Academy of Child and Adolescent Psychiatry*, 16, 67 – 73.

Petermann, F. & Groen, G. (2006). Soziales Kompetenztraining. In F. Mattejat (Hrsg.), *Lehrbuch der Psychotherapie für die Ausbildung zum/zur Psychologischen PsychotherapeutIn und für die ärztliche Weiterbildung. Band 4 Ver-*

haltenstherapie mit Kindern, Jugendlichen und ihren Familien (S. 319–330). München: CIP-Medien.

Pettit, G. S., Dodge, K. A. & Brown, M. M. (1988). Early family experience, social problem solving patterns and children's social competence. *Child Development*, 59, 107–120.

Remschmidt, H., Schmidt, M. & Poustka, F. (Hrsg.) (2006). *Multiaxiales Klassifikationsschema für psychische Störungen des Kindes- und Jugendalters nach ICD-10 der WHO* (5. vollst. überarb. u. erw. Aufl.). Bern, Huber.

Schlack, R., Hölling, H., Kurth, B. M. & Huss, M. (2007). The prevalence of attention-deficit/hyperactivity disorder (ADHD) among children and adolescents in Germany. Initial results from the German Health Interview and Examination Survey for Children and Adolescents (KiGGS). *Bundesgesundheitsblatt Gesundheitsforschung Gesundheitsschutz,* 50, 827–835.

Schmitman gen. Pothmann, M. (2008). AD(H)S und soziale Fertigkeiten, Entwicklung und Evaluation eines Trainings sozialer Fertigkeiten für Kinder mit AD(H)S. Verfügbar unter: http://nbn-resolving.de/urn:nbn:de:gbv:46-diss000111862

Staller, J. A. & Faraone, S. V. (2007). Targeting the dopamine system in the treatment of attention-deficit/hyperactivity disorder. *Expert Review Neurotherapeutics*, 7, 351–362.

van der Oord, S., Prins, P. J., Oosterlaan, J. & Emmelkamp, P. M. (2007). Efficacy of methylphenidate, psychosocial treatments and their combination in school-aged children with ADHD: A meta-analysis. *Clinical Psychology Review.*